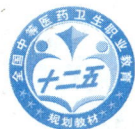

全国中等医药卫生职业教育"十二五"规划教材

护理伦理学基础

（护理、助产等专业用）

主　编　孙元儒（泰山护理职业学院）
副主编　刘建文（四川中医药高等专科学校）
　　　　刘　婕（哈尔滨市卫生学校）
编　委　（以姓氏笔画为序）
　　　　王　璐（四川中医药高等专科学校）
　　　　冯丽娟（牡丹江卫生学校）
　　　　刘　苏（郑州市卫生学校）
　　　　胡义钦（安徽省计划生育学校）
　　　　彭素峦（石家庄卫生学校）
　　　　董建栋（泰山护理职业学院）

中国中医药出版社
·北　京·

图书在版编目（CIP）数据

护理伦理学基础/孙元儒主编. —北京：中国中医药出版社，2013.8
全国中等医药卫生职业教育"十二五"规划教材
ISBN 978 – 7 – 5132 – 1487 – 2

Ⅰ.①护⋯　Ⅱ.①孙⋯　Ⅲ.①护理伦理学 – 中等专业学校 – 教材　Ⅳ.①R47

中国版本图书馆 CIP 数据核字（2013）第 129128 号

中 国 中 医 药 出 版 社 出 版
北京市朝阳区北三环东路 28 号易亨大厦 16 层
邮政编码　100013
传真　010 64405750
三河市双峰印刷装订有限公司印刷
各地新华书店经销

*

开本 787×1092　1/16　印张 9　字数 197 千字
2013 年 8 月第 1 版　2013 年 8 月第 1 次印刷
书　号　ISBN 978 – 7 – 5132 – 1487 – 2

*

定价　25.00 元
网址　www.cptcm.com

社长热线　010 64405720
购书热线　010 64065415　010 64065413
书店网址　csln.net/qksd/
官方微博　http：//e.weibo.com/cptcm

全国中等医药卫生职业教育"十二五"规划教材
专家指导委员会

前　言

　　"全国中等医药卫生职业教育'十二五'规划教材"由中国职业技术教育学会教材工作委员会中等医药卫生职业教育教材建设研究会组织，全国120余所高等和中等医药卫生院校及相关医院、医药企业联合编写，中国中医药出版社出版。主要供全国中等医药卫生职业学校护理、助产、药剂、医学检验技术、口腔修复工艺专业使用。

　　《国家中长期教育改革和发展规划纲要（2010－2020年）》中明确提出，要大力发展职业教育，并将职业教育纳入经济社会发展和产业发展规划，使之成为推动经济发展、促进就业、改善民生、解决"三农"问题的重要途径。中等职业教育旨在满足社会对高素质劳动者和技能型人才的需求，其教材是教学的依据，在人才培养上具有举足轻重的作用。为了更好地适应我国医药卫生体制改革，适应中等医药卫生职业教育的教学发展和需求，体现国家对中等职业教育的最新教学要求，突出中等医药卫生职业教育的特色，中国职业技术教育学会教材工作委员会中等医药卫生职业教育教材建设研究会精心组织并完成了系列教材的建设工作。

　　本系列教材采用了"政府指导、学会主办、院校联办、出版社协办"的建设机制。2011年，在教育部宏观指导下，成立了中国职业技术教育学会教材工作委员会中等医药卫生职业教育教材建设研究会，将办公室设在中国中医药出版社，于同年即开展了系列规划教材的规划、组织工作。通过广泛调研、全国范围内主编遴选，历时近2年的时间，经过主编会议、全体编委会议、定稿会议，在700多位编者的共同努力下，完成了5个专业61本规划教材的编写工作。

　　本系列教材具有以下特点：

　　1. 以学生为中心，强调以就业为导向、以能力为本位、以岗位需求为标准的原则，按照技能型、服务型高素质劳动者的培养目标进行编写，体现"工学结合"的人才培养模式。

　　2. 教材内容充分体现中等医药卫生职业教育的特色，以教育部新的教学指导意见为纲领，注重针对性、适用性以及实用性，贴近学生、贴近岗位、贴近社会，符合中职教学实际。

　　3. 强化质量意识、精品意识，从教材内容结构、知识点、规范化、标准化、编写技巧、语言文字等方面加以改革，具备"精品教材"特质。

　　4. 教材内容与教学大纲一致，教材内容涵盖资格考试全部内容及所有考试要求的知识点，注重满足学生获得"双证书"及相关工作岗位需求，以利于学生就业，突出中等医药卫生职业教育的要求。

　　5. 创新教材呈现形式，图文并茂，版式设计新颖、活泼，符合中职学生认知规律及特点，以利于增强学习兴趣。

　　6. 配有相应的教学大纲，指导教与学，相关内容可在中国中医药出版社网站

（www. cptcm. com）上进行下载。本系列教材在编写过程中得到了教育部、中国职业技术教育学会教材工作委员会有关领导以及各院校的大力支持和高度关注，我们衷心希望本系列规划教材能在相关课程的教学中发挥积极的作用，通过教学实践的检验不断改进和完善。敬请各教学单位、教学人员以及广大学生多提宝贵意见，以便再版时予以修正，使教材质量不断提升。

中等医药卫生职业教育教材建设研究会

中国中医药出版社

2013 年 7 月

编写说明

随着医学模式的转变，医学已从单纯的生物医学领域向心理、社会领域拓展，医护人员的道德素质、职业素养、人文关怀，都可能对服务对象的身心健康产生直接或间接的影响，从而影响医疗和护理的效果。因此，医护人员学习护理伦理学，对于改善护患关系，提高护理质量，从而实现以健康为中心的护理模式具有重大意义。

本书是根据《国家中长期教育改革和发展规划纲要（2010–2020年)》、《国家中长期人才发展规划纲要（2010–2020年)》文件精神，坚持育人为本的原则进行编写，力求符合生源特点与就业的需要，突破传统中专教材编写的思维模式，确保准确、必需、够用，同时还兼顾执业护士资格考试的需求，以达到学以致用、学以致考的目的。本书以学生为主体，突出护理伦理特点，在文中穿插了知识要点、案例、知识链接、思考题等，把枯燥的说教趣味化，深奥的理论形象化，使师生之间、学生之间产生互动，引起共鸣。力争让学生学习后养成良好的行为习惯，具有较好的人文素养，为就业打下坚实的基础。

本书共12章，36个学时。主要包括绪论、护理伦理的历史发展概况、护理伦理体系、护理人际关系道德、社区卫生保健和康复护理道德、基础护理道德、整体护理道德和心理护理道德、临床护理道德、临终护理和尸体料理道德、计划生育与现代生殖技术护理道德、护理管理和护理科研道德、护理纠纷的防范与处理、护理道德评价、教育和修养等。

教材编写分工：第一章由孙元儒执笔，第二章由冯丽娟执笔，第三章由王璐执笔，第四章由刘婕执笔，第五章由刘建文执笔，第六章由刘苏执笔，第七章由彭素峦执笔，第八章、第九章由董建栋执笔，第十章由胡义钦执笔，第十一章由刘婕执笔，第十二章由冯丽娟执笔。

本书的编写得到了中国中医药出版社领导的大力支持和帮助，还借鉴了国内外有关专家和学者的一些最新研究成果和资料，在此一并表示感谢。

由于编者水平有限，难免存在疏漏和不当之处，恳请广大师生提出宝贵意见，以便再版时改正提高。

《护理伦理学基础》编委会

2013年6月

目　录

第一章 绪 论

知识要点

1. 伦理学、道德、职业道德的概念。
2. 护理伦理学的研究对象、内容。
3. 护理伦理学与相关学科的关系。
4. 学习护理伦理学的意义和方法。

案例

护士长带领一位临床实习的学生给患者取静脉血化验，虽然护士长事先给学生讲解了静脉穿刺的要领，但是学生仍有些紧张，双手有些哆嗦，因此两针都未能穿刺进入血管，实习生心想："不取出血来绝不罢休！"于是又要穿刺第三针。此时，护士长将针拿了回来，问道："你考虑过病人的痛苦没有？"实习生带着一股怒气离去。护士长只扎一针便为患者取出血样来，并对病人说："对不起，让您受苦了！"病人却淡然地说："没有关系，培养学生也是我们应尽的义务。"请对该案例中实习生、护士长和病人的行为进行伦理分析。

护理伦理学是伦理学的一个分支，是研究护理职业道德的一门学科，也是护理学的重要组成部分。学习和研究护理伦理学，不仅有助于加强护理专业人员的职业道德修养，也能够协助护理人员认清自己的价值、角色和社会责任，为维护和促进人类健康服务，推动护理事业全面发展。

第一节 伦理学概述

一、道德与职业道德

（一）道德的起源和含义

1. 道德的起源 西方道德（morals）一词来自拉丁语"mores"，在人类历史的发展过程中，人们对道德有不同的解释。其中比较有代表性的主要有以下几种：

(1) 神启论   这是一种客观唯心主义的道德起源说。它认为道德是"神的意旨决定的"，把道德的起源归于某些神秘的"神"或"天"的启示，认为是天意的安排或指示。如西汉的董仲舒把天看做是最高的人格神，认为"仁义制度之教尽取于天"。

(2) 天赋道德论   这是一种主观唯心主义的道德起源说。它认为道德是人与生俱来的，生而就有的。如孟子认为"仁义礼智，非由外铄我也，我固有之"，即人生下来就有道德，不需要后天学习。

(3) 人的自然本性论   这是一种旧唯物主义的观点。它认为人的道德起源于人的自然本性，是出自于人的情感、欲望等生理或心理的需要而产生的，有的道德甚至就完全是人的动物本能的延续和反应，因此动物和人都有道德，只不过人类的道德是进化了的道德而已。

(4) 马克思主义道德起源说   道德作为一种社会现象，属于社会上层建筑，是一种意识形态，道德的产生与社会生活实践密不可分，道德是人类社会生活实践的产物。

上述前三种关于道德起源的学说，虽然对当时的社会起到了一定的作用，但由于脱离了社会生活实践，都没有对道德起源做出科学的论断。第一次科学地解决了道德起源问题的是马克思主义辩证唯物主义道德起源说。

2. 道德的含义   在我国古代典籍中，"道"与"德"最初是分开使用的。"道"指道路，引申为事物运动变化的规律。"德"指的是对人的内在要求。春秋战国时期荀子在《劝学篇》中首次把"道德"二字合在一起使用，他提出："故学至乎礼而止矣，夫是之谓道德之极"。指人们只要都按礼的要求去做，就达到了道德的最高境界。

道德是指在人们的社会生活实践中形成的，由一定的经济关系决定的，用善恶标准去评价，依靠社会舆论、内心信念和传统习俗来调整人们之间以及个人与社会之间相互关系的行为准则和规范的总和。我们可以从以下四个方面理解和掌握道德的概念：

(1) 道德的本质   道德属于上层建筑，是由经济基础决定的。道德的本质往往引发道德的基本问题，即道德和利益的关系问题。

(2) 道德的评价标准   道德以善恶作为评价标准。所谓善的行为，是利于他人、社会幸福的行为，也称为道德行为；而恶的行为则是危害他人和社会幸福的行为，也称为不道德行为。

(3) 道德的评价方式   道德依靠社会舆论、内心信念和传统习俗等非强制性力量发挥作用，其调节范围深入到一切社会生产、生活的各个方面。它与法律的调节方式显然不同。法律带有明显的强制性，其调节的范围局限于是否触犯法律并只存在于阶级社会。

(4) 道德的职能和作用   道德的主要功能是调节人与人及人与自然、社会的关系，通过评价、劝阻、示范等手段，指导和纠正个人或集体的行为，使人们的行为更加规范，使人与人、人与社会、人与自然之间的关系更加和谐。

(二) 职业道德的含义及特点

1. 职业道德的含义   职业道德亦被称为行业道德，是指从事一定职业的人们在特定的职业生活中应当遵守的行为准则和规范。

每一种职业都有特定的社会关系和利益关系。随着职业种类的增多，社会对从事不同职业的人提出了不同的道德要求，而从事这些职业的人在长期的职业生活中也逐渐养成了特定的职业心理、职业责任心、职业习惯，于是就产生了职业道德。职业道德属于道德的一个组成部分，是一般道德在职业领域中的体现。随着社会的不断发展和进步，在市场竞争日益激烈的今天，职业道德在整个社会道德体系中占有越来越重要的地位。每个从业人员，都应该掌握职业道德规范，在职业生活中按照职业要求的行为规范工作和交往，在职业劳动中实现人生价值，为社会做贡献。

2. 职业道德的特点与作用 职业道德具有四个特点：在调节范围上具有专业性；在内容上具有稳定性；在形式上具有多样性；在功效上具有适用性。

职业道德的社会作用：调节职业活动中的人与人的关系；维护职业活动，使人们认识自己对社会对他人的道德责任及道德关系；教育、激励人们，使人们有良好的道德素质。

道德与职业道德是一般与特殊的关系。社会道德具有普遍性，职业道德具有专业性。

（三）护理职业道德的含义和内容

1. 护理职业道德的含义 护理职业道德是护理社会价值和护士理想价值的具体体现，它与护士的职业劳动紧密结合。它是在一般社会道德基础上，根据护理专业的性质、任务，以及护理岗位对人类健康所承担的社会义务和责任，对护理工作者提出的护理职业道德标准和护士行为规范。它是护士用于指导自己言行，调整护士与病人、护士与集体、护士与社会之间关系，判断自己和他人在医疗、护理、预防保健、护理管理、护理科研等实践过程中行为是非、善恶、荣辱和褒贬的标准。

2. 护理职业道德的基本内容

（1）对护理职业价值的正确认识，这是对道德理论的认知，形成道德观念的基础，也是理解和掌握道德规范的前提。

（2）职业道德情感以纯洁、诚挚的情怀爱护生命，处理职业关系，评价职业行为的善恶、是非。

（3）职业道德意志在履行道德义务过程中，自觉克服困难，有排除障碍的毅力和能力。

（4）职业道德信念有发自内心的履行"救死扶伤，实行革命人道主义"的真诚信念和道德责任感。

（5）良好的职业行为和习惯。

二、伦理与伦理学

（一）伦理

1. 伦理的含义 在我国历史上"伦"和"理"最早是作为两个概念使用的，"伦"

是指人与人之间的关系，"理"是指道理与规则。伦理就是处理人与人之间关系应遵循的道德规则。它是人际关系的法则，是实现人的自由的法则。

2. 伦理与道德的区别　"伦理"与"道德"在通常情况下易于混用，其实它们是有差异的。"道德"是指道德现象，是个人根据社会所接受的标准而推行的行为。而"伦理"则是道德现象的理论概括，是以哲学的理论来说明社会标准。二者也有密切的联系，道德是伦理思想的客观源泉，是伦理学的研究对象，伦理学遵循了道德的原理。

（二）伦理学

1. 伦理学的含义　伦理学是研究道德现象的科学，亦称道德哲学。更明确说是研究人们相互关系的道理和规则的科学，也是研究道德起源和发展规律的科学。伦理学研究的主要内容包括道德的产生与发展、道德的本质和原则、道德规范和范畴、道德修养、道德选择与评价。

2. 伦理学的基本问题　伦理学的基本问题是道德与利益的关系问题。这一问题包括两方面的内容：其一是社会经济利益决定道德，还是道德决定经济利益，以及道德对社会经济有无反作用的问题。马克思主义认为，道德是社会历史的产物，是一定社会经济关系的反映。因此，利益是第一性的，反映利益关系的道德是第二性的。利益决定道德，道德反作用于利益。对这个问题的不同回答，决定着对道德的根源、本质、发展和对社会的作用的理解。其二是道德反映和调节个人利益和社会整体利益的问题，即个人利益服从社会整体利益，还是社会整体利益服从个人利益的问题。对这一问题的不同回答，就决定了形成不同的道德科学和相应的规范，也决定着不同的道德标准活动的方向和方法。

3. 伦理学的体系结构　伦理学的体系结构包括以下三个方面的内容：

（1）**道德的基本理论**　包括道德的历史类型、发展规律及社会作用等。这些基本问题贯穿于整个伦理学体系之中，起着指导作用。

（2）**道德的规范体系**　包括道德的基本原则、各种规范以及调节人与人之间的关系的某些特殊方面的要求。

（3）**道德品质的形成和培养**　包括道德评价、道德教育、道德修养。

第二节　护理伦理学概述

护理伦理学是医学伦理学的重要组成部分，它与护理学、护理心理学、社会学、法学等相关学科相互渗透、相互联系，不断吸取新的发展成果，在研究内容及方法上也不断开拓创新。

一、护理伦理学的含义与护理道德

（一）护理伦理学的含义

护理伦理学是研究护理道德的科学，它是运用一般伦理学原理去解决和调整护理实践中人与人之间相互关系的一门科学，是护理学和伦理学相结合而形成的一门边缘学科。

护理伦理学产生于护理实践，并随着护理实践的发展而发展。同时，对护理实践有巨大的指导作用。通过对护理伦理学的学习，可以提升护理人员的护理道德水平，从而更好地为社会服务，为人民的健康服务。

（二）护理道德

1. 护理道德的含义 护理道德属于职业道德的一种，是护理人员在护理实践中应具备的品德。它是一般社会道德在护理这一特殊领域的体现。它是用来协调护理工作中护理人员的人际关系以及护理人员与社会关系的行为准则和具体要求，是护理人员在长期的护理实践中逐步形成的。

2. 护理道德的作用 护理道德来源于护理实践，同时，对推动护理实践的发展起着重要的作用。

（1）促进护理质量的提高 护理道德起着调节、规范护理行为的作用，而护理质量的高低在很大程度上取决于护理人员的道德水平和道德责任感。只有具备良好护理道德的护理人员才能妥当地处理好和病人以及相关医技人员的关系，做到密切配合、协助医技人员圆满完成对病人的治疗护理任务，为病人提供高质量的医疗护理服务。

（2）提升护理专业的社会地位 护理道德不仅是提高医疗护理质量的有力保障，而且也是提升护理专业社会地位的关键。只有护理人员自觉遵守护理道德规范，才能赢得社会公众的尊重和信任，从而提升护理专业的社会地位。

（3）有利于建立和维护护理关系中各方面的利益 护理道德有助于建立起和谐的护患关系，有利于调节医护利益与病人利益可能出现的冲突，并通过为社会提供高质量地医疗护理服务，满足公众卫生保健方面的需求，从而获得社会的理解和赞同，使医护及病人的利益都得到最大程度的维护。

（4）为护理人员提供行动指南 护理服务的质量受多方面因素的影响，除了护理人员丰富的专业知识、高超的操作技能、良好的沟通技巧之外，还需要正确的道德观念作为行为的指南，以使护理人员能规范自己的行为，进行正确的护理行为决策，并能引导护理人员及时地进行自我行为调节，不断地提高自身素质。

当生命的小舟漂泊在起伏的波浪中，她会化作轻柔的海风轻轻地吹你走向正常的航程；当生命的脚步徘徊在可怕的沼泽里，她会化作太阳的光影悄悄地烘干你脚下的泥泞。而她，便是无数病人心目中的白衣天使——护士。

二、护理伦理学的研究对象和内容

（一）护理伦理学的研究对象

护理伦理学是研究护理道德的科学，主要研究护理实践中的护理道德现象和道德关系。

1. 护理道德现象　护理道德现象是护理实践中人们道德关系的具体体现，它包括护理道德意识、护理道德规范和护理道德活动三个部分。

2. 护理道德关系　护理道德关系是指在护理实践中由经济关系决定并按照一定的道德观念形成的人与人、人与社会之间的互利关系。主要有以下四个方面的关系：

（1）护理人员与患者及家属之间的关系　简称护患关系。它是一种服务与被服务的关系，是护理伦理学的主要研究对象。护患关系是否和谐，直接关系到护理服务的质量，关系到医院的声誉，关系到社会精神文明建设。因此，护患关系是护理伦理学研究的核心。这就要求护理人员要不断地学习，提高护理技术水平，提高自身的职业道德素质，建立和谐的护患关系。

（2）护理人员与其他医技人员的关系　简称护医关系。它包括护理人员与护理人员之间、护理人员与医生之间、护理人员与医技人员之间、护理人员与后勤人员之间、护理人员与医院管理人员之间的关系。护医之间是否相互理解、尊重、信任、配合、支持，将直接影响护理工作的开展，影响护理质量。因此，护理人员与其他医务人员应建立良好的工作关系，创造良好的工作氛围，彼此之间相互学习、相互配合、相互理解、相互尊重。

（3）护理人员与社会的关系　简称护社关系。护理人员是社会大家庭中的一个组成部分，护理活动是社会活动的一种，护理质量的高低关系到患者能否早日康复，关系到千家万户的利益和幸福，关系到整个社会。因此，在护理实践中，护理人员不仅要对患者负责，还要对社会负责。当患者的局部利益与社会整体利益发生冲突时，局部利益要服从社会整体利益。如计划生育、有严重缺陷的新生儿的处置等问题，不仅关系到个人利益，还关系到整个社会的利益。在处理这些问题的时候，决不能为了个人利益而损害社会的整体利益。

（4）护理人员与护理科学、医学发展的关系　近年来，随着护理科学和医学科学的迅速发展，出现了许多新技术，如人类辅助生殖技术、器官移植技术等，伴随着这些新技术的产生，也出现了许多伦理争论，给护理工作带来了许多新的伦理问题。这些问题在伦理上能否恰当解决，直接关系到医学科学的进一步发展。

（二）护理伦理学的研究内容

1. 护理伦理学的基本理论 包括护理伦理学的产生、发展规律，护理伦理学的特点和作用，护理伦理学的理论基础，护理伦理学与相关学科的关系等。

2. 护理伦理学的规范体系 包括护理伦理学的基本原则、具体原则、基本规范和范畴。

3. 护理伦理实践 包括护理道德评价、护理道德教育、护理道德修养。

4. 护理伦理难题 指由于医学新技术的发明和使用而产生的伦理难题，包括安乐死、人类辅助生殖技术、器官移植、脑死亡等方面产生的与传统道德有着尖锐冲突的伦理难题。

三、护理伦理学与相关学科的关系

伴随着现代医学科学技术的发展，伴随着护理模式的改变，护理工作也出现了许多新变化，尤其是护理伦理学与各学科相互影响、相互渗透的趋势越来越明显，对护理人员的要求也越来越高。因此，我们有必要了解护理伦理学与相关的一些学科之间的关系。

（一）护理伦理学与护理学的关系

两者既有区别又有联系。区别在于两者的研究对象不同：护理伦理学以护理道德为研究对象；护理学以人的生命与健康为研究对象。联系在于两者相互影响、相互渗透：护理伦理学是在护理学的基础上发展起来的，它的研究必须围绕护理学展开；护理学为护理伦理学的产生与发展奠定了科学技术基础，护理伦理学反过来又会促进护理学的进一步发展和提高。

（二）护理伦理学与护理心理学的关系

护理心理学是护理学和心理学相结合的一门边缘学科，主要研究心理因素在人类健康与疾病转归过程中的作用与规律，使护理人员能够施行有效的心理护理，从而帮助患者早日康复。护理伦理学与护理心理学的研究对象不同，但二者之间也存在着密切的联系：一方面护理心理学离不开护理伦理学，因为对病人心理的了解和研究，必须建立在良好的护患关系的基础之上，而良好的护患关系的建立有赖于护理人员高尚的护理道德；同时，护理伦理学的发展不断给护理心理学提出新的课题，从而推动护理心理学研究的深入和发展。另一方面，护理心理学的发展不断为护理伦理学的研究提供重要的心理依据，从而支持并补充着护理伦理学研究的深入。

（三）护理伦理学与法学的关系

两者既有区别又有联系。区别在于，护理伦理学研究护理道德，法学研究法；护理道德依靠社会舆论、传统习俗和人们的内心信念来发挥作用，法律具有强制性；护理道德适用于护理职业的所有方面，法律的作用范围仅限于违法者。联系在于，二者相互渗透、相互包含、相互补充。首先，护理伦理学包含法学的内容，而法律一般都是道德上已承认的，两者在内容上相互包含；其次，在作用方面相互补充，当护理人员的行为不至于侵犯法律的时候，可以由护理道德来调整；当护理人员的行为触犯了法律的时候，才会由法律来制裁。

（四）护理伦理学与美学的关系

护理伦理学研究护理人员行为的善与恶，而美学则研究客观事物及人类行为的美与丑，因此，两者的研究对象不同，前者以善恶为评价标准，并依靠社会舆论、内心信念、传统习惯来维系；后者以美丑为评价标准，要求从美学的角度去体验和满足患者的审美需求。但护理伦理学与美学存在着内在的联系。一方面，护理伦理学对护理人员护理行为的评价，往往是以正确的审美观来进行，护理伦理认为是善的，美学一般也认为是美的，护理伦理认为是恶的，美学一般也认为是丑的；另一方面，正确的审美观和审美标准的确定，又需要正确的伦理道德的指导。护理伦理学要求护理人员履行道德义务时，力求从美学角度去体验并满足服务对象的审美需要，以提高护理质量。而美又以善为基础，以科学的真为依据。因此，护理行为要力求达到真、善、美的统一。

（五）护理伦理学与社会学的关系

护理伦理学与社会学有不同的研究对象和内容。社会学主要研究社会良性运行协调发展的条件和机制。但二者又相互联系，最终都是为人类的健康服务。一方面，护理伦理学的研究中必然涉及许多社会性的问题，如安乐死、脑死亡、有限医疗卫生资源的分配等；另一方面，社会学的研究，尤其是护理领域中社会问题的研究，必将涉及护理伦理道德问题，如护理关系道德问题等，需要二者共同研究并解决。

此外，护理伦理学与教育学、人际沟通学等也有着广泛的联系。护理伦理学的发展，离不开这些学科提供的理论成果；同时，护理伦理学的研究成果，又给这些学科的发展以理论支持。它们彼此之间相互补充、相互渗透。

第三节　学习护理伦理学的意义和方法

一、学习护理伦理学的意义

（一）有利于提高护理人员的道德品质，培养合格的护理人才

合格的护理人才，不仅要努力学习护理技术，掌握娴熟的护理技能，而且还要具有较高的护理道德素质。护理职业不同于其他职业，它涉及病人的生命健康，所以在护理活动中，护理人员要真正将患者的一切放在首位，全心全意为患者服务，想患者所想，

急患者所急。做到这一切，就必须努力学习护理伦理学。只有学习护理伦理学，才能全面、系统地了解护理道德的基本理论，提升自己的护理道德水平，在护理实践中更好地约束自己的行为，从而成为德才兼备的护理人才。

（二）有利于建立和谐的护患关系

护患关系是护理伦理学的主要研究对象，护患关系的融洽与否与护理人员的道德水平密切相关，和谐的护患关系可以提高医疗、护理的质量。通过学习护理伦理学，可以帮助护理人员树立正确的护理理念，以精湛的护理技术、和蔼可亲的服务态度、美好的语言、优雅的举止、周到的服务赢得患者的信任，从而坚定患者战胜疾病的信心，促进患者早日康复。

（三）有利于促进社会的精神文明建设，构建和谐社会

道德建设是精神文明建设的一个重要内容。护理道德作为一种职业道德，是整个社会道德体系的一个重要组成部分。因此，护理道德高尚与否关系到整个社会精神文明建设，关系到构建和谐社会。早在1941年毛泽东就为护理工作者题词："护士工作有很大的政治重要性。"通过学习护理伦理学，提高护理人员的护理道德水平，给患者提供较高质量的护理服务，让患者和家属满意，使他们受到感染，产生共鸣，并将之传递到社会，从而促进社会风尚的改变，推动社会精神文明建设。

（四）有利于提高护理管理水平，推动护理事业的发展

高尚的护理道德，能提高护理人员的责任感和服务精神；能推动护理人员在业务上精益求精，在护理学科研究上不断探索、敢于创新，最终必将保证护理质量和护理管理水平的不断提高，也将推动护理事业的发展。尤其当代护理科学发展的日新月异及护理模式的转变，对护理人员提出了更高的要求。护理人员只有系统学习和研究护理伦理学，才能自觉运用护理道德理论指导自己的护理实践，才能适应并促进当今护理科学的发展。

二、学习护理伦理学的方法

（一）坚持历史唯物主义的方法

护理伦理学是研究护理道德的科学，护理道德属于上层建筑，由经济基础决定，又受当时社会政治、法律、文化、宗教等其他社会意识形态及上层建筑的影响和制约。作为历史文化现象的护理道德，有其独特的历史性，它随着社会经济关系和护理实践的发展而发展。因此，我们考察一定时期的护理道德，应将它放在当时的历史条件下去加以辩证分析，用历史的观点看待当时的护理伦理状况，取其精华，去其糟粕。

（二）坚持理论联系实际的方法

理论联系实际是马克思主义最基本的方法之一，也是我们学习护理伦理学的最基本

的方法。学习和研究护理伦理学就要把理论与实践、知和行有机地统一起来。首先，要系统学习、掌握护理伦理学的理论，这是学好这门课的前提，也是理论联系实际的起点。只有认真学好、系统掌握护理伦理学的知识体系，护理人员的道德行为才有指导和依据。其次，要身体力行、努力实践社会主义护理道德，用学到的知识指导护理实践。总之，要把理论与实际的结合贯穿在整个学习和工作过程之中。

（三）坚持系统的学习方法

系统论的研究方法已成为科学研究普遍使用的方法。系统论要求把对象作为一个系统，并认为系统是由若干要素构成的有机整体。因此，系统论的方法要求把对象整体和要素结合起来加以认识，从而全面深入地揭示对象的本质及其规律。护理道德是由道德意识、道德关系、道德活动构成的一个相互联系、相互制约的有机整体。学习护理伦理学，就要坚持系统论的学习方法，既要看到各要素之间的区别，又要看到它们之间的联系。

（四）演绎与归纳的方法

演绎法是指由已知的或假设的前提出发，经过推理，得出结论，即从一般到个别的逻辑方法。归纳法则是从个别到一般的逻辑方法，即从一系列的具体事实概括总结出一般原理。在学习护理伦理学的过程中，必须运用这两种方法，进行科学的分析和综合，从纷繁复杂的护理现象中找出其本质，进而能够正确认识和把握护理道德关系发生、发展的规律。

思 考 题

1. 简述道德的特征和作用。
2. 职业道德有哪些特点与作用？
3. 简述护理伦理学与法学的联系与区别。
4. 学习护理伦理学有什么意义？

第二章　护理伦理的历史发展概况

知识要点

1. 我国护理伦理的形成与发展、优良传统、特征。
2. 社会主义护理伦理的发展与特征。
3. 国外护理伦理的优良传统。
4. 当代护理伦理的现状和展望。

案例

　　金代在民间传诵着"一针救两命"的故事：名医刘完素，到处游走，为百姓治病，对患者诊疾治病非常认真负责，从不放过任何疑点。一次，他在河北保定遇见一队人出殡，死者是一个因难产而刚死的妇女，家人哭得十分悲伤。刘完素仔细看了从棺材缝流出的鲜血，认为该妇人并未死，还有救，便恳求家属打开棺材。刘完素首先在涌泉穴针灸，妇人稍微苏醒，略有生气，之后又针合谷至阴二穴，胎儿产下，母子再生。家人悲喜交加，拿出银两谢恩，刘完素分文不收，认为这是医家该做的。

　　请对该案例中刘完素的行为进行伦理分析。

　　中华民族在同疾病作斗争的几千年医学实践中，创造了自己独特的民族医学，形成了广博深厚的医学道德。而我国古代医、药、护没有分工，没有专门的护理职业，没有护理道德专论。随着医学的发展，护理工作产生、发展，护理道德思想随之在医学道德思想中体现出来。

第一节　我国护理伦理的历史发展概况

一、我国护理伦理的产生与发展

（一）我国护理伦理的萌芽和初步形成

在原始社会，人类生存环境恶劣。在同疾病的斗争中，出现了最初的防病、治病的医疗行为，最早的医学和最早的医护道德，在这一时期产生了。

《帝王世纪》记载："伏羲氏……画八卦……乃尝百药而制九针。"《淮南子·修务训》记载："神农……尝百草之滋味，水泉之甘苦，令民知所避就……当此之时一日而遇七十毒。"

伏羲、神农，是远古时期医生的缩影。他们用自体实验为人类寻求诊治疾病的方法和药物，这种自我牺牲精神体现了远古时期医务人员对本部落人民尽义务的高尚医德。

我国医学体系及医护道德形成于奴隶社会。西周《周礼》曾记载："岁终则稽其医事，以制其食，十全为上，十失一次之……十失四为下。"将医生治病失误多少及医德作为衡量其优劣的标准，评定医生的业绩和报酬。

成书于战国时期的《黄帝内经》，是我国现存第一部医学经典著作，也是我国第一部阐述医德的医书。它以"医乃仁术"为核心，提出"万物悉备，莫贵于人"的贵人思想。书中还要求医者要把医术和医德融为一体，既要精其道，又要善其行。对学习医道的人必须经过严格挑选，"得其人乃言，非其人勿传"。

《黄帝内经》对当时的医护道德的总结和阐述，标志着我国医护道德思想初步形成。

（二）我国护理伦理的发展和完善

秦汉三国时期，我国医护伦理思想得到进一步发展。

东汉名医张仲景身为太守，不忘为百姓看病。在其巨著《伤寒杂病论》中，对医学道德作了精辟论述。他主张对病人一丝不苟，坚决反对草率行医。提出医者应"爱人知人"、"精究方术"、"勤求古训"、"博采众方"。

唐代，我国医护伦理思想发展到了高峰，形成了理论体系。孙思邈所著的《千金要方》和《千金翼方》中的《大医习业》、《大医精诚》等篇章是我国医学史上最早全面、系统论述医护道德的专论。他论述了医学品德、专业学习、对病人的态度、与同道的关系等方面的准则。指出医务人员必须做到"精"和"诚"，即医术精湛，品德高尚，二者兼备才是"大医"。他还指出医者要有"誓愿普救含灵之苦"的献身精神，要清正廉洁，举止端正，精勤不倦，一视同仁。

宋元明清时期，我国医护伦理思想得到进一步补充和完善。

明代名医龚廷贤的《万病回春》首次对医患关系作了系统论述。明代外科专家陈实功的《外科正宗》提出了医德守则《五戒十要》，指出"凡病家大小贫富人等，请观者便可往之，勿得迟延厌弃"。《五戒十要》反映了我国医德规范、医德教育、医德理论已经发展得比较成熟。

清代关于医德的著作最突出的代表是喻昌的《医门法律》。该书突破了以往"五戒"、"十要"等箴言式的说教方法，把医德寓于医疗实践中论述，被后人称为"临床伦理学"，在我国医护道德史上是一个重大突破。

护理伦理学在我国作为一门独立学科产生于19世纪后半叶。我国近代护理工作是随着西医的传入而开始的。19世纪末20世纪初，中国各大城市设立了一些护士学校。

中华护士会也于 1909 年成立。这个时期的医护道德以爱国主义、民族主义和医学人道主义为主要特征。

二、我国护理伦理的优良传统和特征

（一）我国护理伦理的优良传统

1. 济世救人，仁爱为怀　"济世救人"是我国古代医德的基本原则和核心，是医务工作者从医的根本目的。孙思邈有句名言："人命至重，有贵千金。"医学是"济世救人"的事业，"医乃仁术"，所以医者必须具备高度的仁爱精神，"仁爱为怀"的基本品德，把它作为行医的基本原则。

2. 不分贵贱，一心赴救　孙思邈在《大医精诚》中写道："若有病厄来求救者，不得问其贵贱贫富，长幼妍媸，怨亲善友，华夷愚智，普同一等。"人们请他出诊时，不论酷暑盛夏、饥渴疲劳，还是天寒地冻、山路崎岖，他都能一心赴救，不分贵贱。明代张柏为病人"夜起数十起弗辞"。

3. 精勤不倦，治学严谨　要实现仁爱救人的济世愿望，就要掌握高超的医术，就必须刻苦钻研，虚心学习。明代李时珍为著《本草纲目》，参阅古书八百多种，访问名医宿儒，搜集民间验方，向药农、樵夫、农民、渔民请教，翻山越岭，访医采药，为验证药效，多次在自己身上进行试验。

4. 淡泊名利，清廉正直　历代医家都特别强调给病人看病不能夹杂求财贪色的念头。东汉名医华佗，不慕名利，不攀权贵，立志为民除病。孙思邈多次被朝廷召唤做官，他拒而不受。宋代庞安时为病人看病时，对远道而来的病人让其住下，亲自为其煮粥熬药，护理到痊愈。

5. 尊重同道，虚怀若谷　我国古代医家在对待和处理同道之间的关系上，形成了互相尊重，互相学习的风尚。陈实功在《五戒十要》中指出"凡乡井同道之士，有学者师事之，骄傲者谦让之，不及者荐拔之"。明代朱丹溪给一位妇女治痨病，不能痊愈，虚心请比自己年轻、名气小些的同行来治。

（二）我国护理伦理的特征

1. 实践性　护理伦理的产生，与人类在实践活动中产生的医学是紧密联系在一起的。火的使用，促使出现了热敷、火罐等医疗措施；石器、骨器的发展，使石刀、骨刀用于切开引流脓血；在人类采集植物的过程中，药物被逐渐地认识。古代名医不仅提出了高尚的医德规范，而且注重身体力行，言行一致。孙思邈曾带领 600 名麻风病人住在深山，亲自为他们治疗。

2. 带有封建色彩　在中国封建社会，受儒家思想、佛教、道教的影响，对医家的要求是"先知儒理，后知医理"。"医儒同道"是祖国护理伦理的又一个重要特征。医术被称为"仁术"，就是儒家道德观念在医学中的体现。此外，部分内容带有封建色彩。医护人员在为女性病人诊治时，病重"就床隔帐诊之"，病轻"就门隔帷诊之"，

"薄纱罩手","悬丝切脉","隔衣针刺",并坚决反对人体解剖。

3. 缺乏理论化、系统化和规范化 古代医生集医、护、药多种角色于一身,没有专门的护理人员,因而没有护理伦理的专论。护理伦理隐含在医学伦理的论述中,因而我国护理伦理缺乏理论化、系统化和规范化。

三、社会主义护理伦理的形成和发展

(一)社会主义护理伦理在新民主主义革命时期萌芽

在新民主主义革命时期,革命根据地的许多先进医护工作者在党的领导下,把自己的工作同共产主义事业紧密联系在一起。忠诚党、忠诚共产主义事业,忠实地履行自己的职责,为抢救伤病员不惜牺牲自己的生命。毫不利己,专门利人的精神已成为社会主义护理伦理思想的主要内容。1941年毛泽东为延安的中国医大题词时,把民主革命时期的护理道德精辟地概括为"救死扶伤,实行革命的人道主义"。

(二)社会主义护理伦理在新中国成立后形成和发展

新中国成立后,护理事业作为维护人民群众健康利益的事业迅速发展起来。全国卫生工作会议对护理事业的发展进行统一规划,卫生部颁发《关于改进护士工作的指示》,各医院成立护理部,加强对护士的管理、培训、使用和考核。伴随着护理工作的正规化、系统化,护理伦理也发展起来。全心全意为人民服务的新型护理道德观念形成。

改革开放的新时期,社会主义护理伦理也进入到一个崭新的阶段。1981年6月召开第一届全国医学伦理道德研讨会,此后包括护理伦理在内的医学伦理全国性学术研讨会又召开十多次。卫生部多次制定医德规范,对护理道德提出许多具体要求。1994年《中华人民共和国护士管理办法》实施,2008年《护士条例》实施,从法律层面对护士的执业、考核、权利和义务、法律责任加以明确,护理事业步入法制化轨道,护理伦理高度发展。

(三)社会主义护理伦理的基本特征

1. 唯物史观为思想基础 唯物史观认为人具有两重属性:自然属性和社会属性。作为自然属性,人经历着生、老、病、死;作为社会属性,人有理想、追求和信念。护理人员将病人视为一个有灵魂的生命,是家庭及社会的一员,身体与精神的统一体,既要控制其身体症状,又要给予心理护理、精神护理来确保病人的生存质量。

2. 全心全意为人民服务为根本宗旨 社会主义时期护理伦理的价值取向是为绝大多数人谋福利。全心全意为人民身心健康服务,是护理道德行为的根本宗旨,是护理道德的核心,是护理人员的责任和义务,是衡量护理人员道德境界的标准。

第二节　国外护理伦理的历史发展概况

国外医护道德的形成与发展具有悠久的历史。东西方著名医家都十分重视医护道德，论述涉及面广泛，论点精辟，对于我国当代的护理伦理建设和与国际护理接轨具有借鉴作用和现实意义。

一、国外护理伦理的产生与发展

（一）国外古代（含欧洲中世纪）护理伦理

1. 古印度的护理伦理　古印度护士是专门职业，因而产生了大量的有关护理道德的论述。公元前 5 世纪，印度名医妙闻在《妙闻集》中要求："雇佣的侍者（护士）应具有良好的行为和清洁习惯，要忠于他的职务，要对病人有深厚的感情，满足病人的需要。"公元前 225 年，印度国立医院要求护士"应献身于对病人的护理工作"，"对病人应有耐心"。

2. 古阿拉伯的护理伦理　从公元 700 年到 1300 年，古阿拉伯的医学、护理伦理处于兴盛时期。医院设备齐全，注重护理，无论男、女都可以被医生雇佣当护士。医学家迈蒙尼提斯所著《迈蒙尼提斯祷文》充分体现了医护人员关爱病人，不为名利，一视同仁，精益求精的高尚情操。

3. 古希腊的护理伦理　古希腊的希波克拉底是西方医学的奠基人，被称为"医学之父"，也是西方医德的创始人。所著《希波克拉底誓言》是西方医德的经典文献，文中指出："无论至于何处，遇男或女，贵人及奴婢，我之唯一目的，为病家谋幸福，并检点吾身，不做各种害人及恶劣行为，尤不做诱奸之事"。他对护理工作非常重视，强调"选择有训练的人担任护理"，还要求为病人保守秘密。

4. 古罗马的护理伦理　公元 2 世纪，古罗马医学兴起，护理伦理也得到了发展。在古罗马遗址中发现许多护理用的器皿，如灌肠器械、药膏、药瓶等。一些贵族妇女走出家庭，访贫问苦，捐建医院，收容病人，社会上形成了良好的护理风尚。罗马名医盖仑在护理道德方面要求医护人员要重学术，舍利求义。

5. 欧洲中世纪的护理伦理　从公元 4 世纪起，欧洲进入长达千年之久的中世纪。由于封建专制、迷信盛行，医学不注重科学。但受基督教"爱人"、"无私利他"观点的影响，一些教徒把对病人的护理看成是他们的宗教职责，兴建慈善医院。当时男、女护士的比例是 1∶1。

（二）国外近、现代护理伦理

1. 国外近代护理伦理　随着近代医学的发展，护理学逐渐发展成为一门相对独立的学科，先驱是英国的弗洛伦斯·南丁格尔女士。她在 1854 年英俄战争期间，参加战地救护，使伤病员的死亡率大幅下降。1860 年，她根据丰富的实践经验编写了《护理札记》，又名《护理的艺术》。她开办了世界第一所护士学校，在她陆续创办的护士学校中，对学生进行系统的现代护理教育，培训护理专业人才，使护理工作走向正规化。

《护理札记》不足五万字，但护理伦理思想十分丰富、具体。文中谈到病房的通风与温暖，房间的光线、卫生，以及噪音对病人的危害，病人的进食及床的高度等等。她从细微处入手，以期给病人更科学的护理，处处蕴含着对病人的关心和爱护，充分把护理伦理的本质展现出来，为护理伦理学的形成奠定了基础。

根据南丁格尔的护理道德思想，美国护士格瑞特仿效《希波克拉底誓言》编写了南丁格尔誓言："…… 我将忠诚地协助医师的工作，献身于病人的福利事业。"

2. 国外现代护理伦理 20 世纪中叶，现代护理伦理学无论在规范体系，还是理论基础方面都比较完善了，其标志是世界医学会 1948 年发表的《日内瓦宣言》和 1949 年颁布的《国际医德守则》，成为全世界医务人员共同遵循的守则。当时著名的国际文献还有 1964 年的人体实验道德规范《赫尔辛基宣言》、1968 年的死亡道德责任和器官移植道德原则《悉尼宣言》。

20 世纪 70 年代后，护理伦理学发展到一个新阶段，1977 年对待精神病人的道德《夏威夷宣言》和 1981 年《病人权利宣言》相继通过，2000 年世界生命伦理学大会通过了《吉汉宣言》，许多国家也制定了相应的道德规范。当代医学道德和护理伦理规范已逐步走向系统化、规范化和法律化。

二、国外护理伦理的优良传统和特征

（一）国外护理伦理的优良传统

1. 敬重生命，服务病人 古希腊名医希波克拉底强调："我之唯一目的，为病人谋幸福。"德国名医胡弗兰德提出："医生活着不是为了自己，而是为了别人……要用忘我的工作来救治别人，救死扶伤，治病救人。"《日内瓦宣言》指出："我对人的生命……保持最高的尊重。"

2. 不图名利，平等待人 希波克拉底指出，"无论至于何处，遇男或女，贵人及奴婢"均应一视同仁。《国际护士守则》规定："不分贫富智愚，不分黑人白人，均应耐心地服务。"

德国名医胡弗兰德在其《医德十二箴言》中强调："医生在病人面前应考虑他的病情，而不是他的地位和钱财。"

3. 尊重病人，慎言守密 国外医学伦理文献中多次谈到尊重病人的生命，尊重病人的尊严和病人的权利，保守病人的秘密。《希波克拉底誓言》中说："凡我所见所闻，无论有无业务关系，我愿意保守秘密。"南丁格尔强调护士"必须记住自己是被病人所依赖信任的，她必须不说别人的闲话，谨言慎行"。

4. 尊师重道，品德高尚 《希波克拉底誓言》中指出："凡授我艺者，敬之如父母，作为终身同业伴侣。"《日内瓦宣言》指出："我的同道均是我的兄弟"，应当尊重师长，同行互助友爱，共同进步。

（二）国外护理伦理的特征

1. 重视病人　国外护理伦理始终坚持把病人放在第一位，维护病人的生存权利，给予病人最好的照护，尊重病人的人格，坚持一视同仁，尊重病人的价值和权利，保护病人的隐私和秘密。

2. 注重解决医学发展中出现的道德问题　随着新的医疗技术在临床的应用，一系列新的伦理问题出现。为此各国政府和国际性医护组织制定了人体实验道德、死亡道德、器官移植等道德要求，使得医学的发展有法可依，使护理实践中道德问题的解决有规可循。

3. 深受宗教影响　在印度，受佛教的影响，大多医学活动中，都有祈祷文、咒文。希波克拉底向"医神阿波罗及天地诸神"宣誓；迈蒙尼提斯向上天祷告；南丁格尔认为做一名护士是上帝对她的召唤，并要求护士们在上帝面前宣誓。

三、当代护理伦理学的现状和展望

（一）当代护理伦理学的现状

1. 护理伦理规范化　随着护理事业的发展，一系列护理伦理规范形成。1953 年国际护士协会制定了第一个正规护士规范《护士伦理学国际法》，1976 年美国制定了《护士章程》，我国 2008 年 5 月 12 日起开始施行《护士条例》。

2. 护理伦理教育备受重视　各国政府对护士的教育越来越重视，护理伦理学和医学伦理学一起进入大中专医药护理院校的课堂。

3. 护理伦理观念正在发生转变　过去义务论和生命神圣论是医护人员遵循的道德原则，今天人们逐渐将生命神圣论、生命质量论和生命价值论相结合，将义务论与效果论相统一，由生物护理模式向整体护理模式转变。

（二）当代护理伦理学的展望

1. 整体护理模式使护理伦理学研究范围扩大，内容加深　整体护理除了研究临床护理道德，还要研究社区护理、护理管理、护理科研、临终和死亡护理等一切护理行为；研究如何满足病人心理、社会、文化和发展需要；研究护理人员与人类、与社会、与环境的关系。

2. 对护理伦理学教学提出更高要求　目前，国内外医学教育的层次越来越高，护理教育已由培训发展到正规、系统教育，由初级发展到中、高级教育，护理伦理学的教学水平也相应提高。

3. 生命伦理学的兴起将有助于解决护理伦理难题　由于医学高新技术被广泛应用，大量医护道德难题应运而生，如安乐死、器官移植、现代生殖技术、人类基因工程等。随着生命伦理学研究的深入开展，这些问题将逐步得到解答。

4. 医学高技术介入淡化护患关系　由于"机器人护士"等医学高新技术被广泛应

用，以及临床诊疗对医疗设备的依赖，使护患关系融入较多"物化"内容，给传统护理伦理与规范带来严峻挑战。

5. 医院伦理委员会的兴起将提高护士的伦理决策能力 近年来国外许多医院成立了医院伦理委员会，由医生、护士、律师、伦理学家、心理学家、社会学家等组成，解决医院遇到的伦理难题。我国部分大医院近年来也组建了医院伦理委员会，护士参与其中，这有助于提高护士的伦理决策能力，促进了护理伦理学的发展。

思 考 题

1. 简述祖国古代护理伦理的主要规范。
2. 联系实际阐述如何批判地继承我国的护理道德传统。
3. 简述《希波克拉底誓言》的主要伦理思想。

第三章　护理道德的原则、规范、范畴

知识要点

1. 护理道德的基本原则。
2. 护理道德的具体原则。
3. 护理道德基本规范的含义、内容及作用。
4. 护理道德的基本范畴。

案例

　　警察李某和王某把一个在街上发病晕倒在地的病人送到某医院急诊，急诊护士谭某接诊后对警察李某说："你们得先交费。"警察李某说："我们只负责送病人来治疗，等病人清醒后再问其情况补交急诊费用吧。"护士谭某听后说道："我们是科室承包，若像你们这样不交费，我们医院可没法办下去，况且我们也没义务给你们这种情况的病人治疗。"请对本案中护士谭某的言语行为进行分析和判断，如果是你面对这种情况，你会如何处理？

　　在开展以病人为中心的医疗卫生服务中，护理人员担负着"保存生命，减轻痛苦，促进健康"的崇高职责，具备高尚的护理道德，是提高护理水平，保证护理质量的关键。护理道德的基本原则、规范和范畴是护理人员建立护理道德观念、选择护理道德行为、进行护理道德评价、开展护理道德教育和加强护理道德修养的重要标准。学习护理道德的基本原则、规范和范畴，对于提高护理人员的职业修养、加强护理队伍的道德建设、推动现代护理学科的发展都具有十分重要的意义。

第一节　护理道德的原则

一、护理道德基本原则

（一）护理道德基本原则的含义

所谓原则，是指人们观察问题和处理问题的标准或准绳。护理道德的基本原则是社会主义道德原则在医疗卫生领域中的重要组成部分，是护理道德规范和范畴的总纲，贯穿于护理工作的全过程，是护理人员在提供护理服务中应予遵守并用以调整和处理各种人际关系的根本指导原则。

（二）护理道德基本原则的作用与地位

护理道德基本原则是社会主义道德原则在护理领域中的具体体现和运用，在护理伦理体系（原则、规范、范畴）中起主导作用。护理道德基本原则是构建和谐社会主义的重要准则之一，集中体现着社会主义卫生事业的性质，高度集中地反映出我国当代护理服务所具有的广泛的人民性、彻底的人道性、鲜明的时代性等伦理本质，是进行护理伦理评价和教育应遵循的原则，也是衡量护理人员道德水平的最高标准，决定着价值导向与价值取向的统一。

（三）护理道德基本原则的主要内容

1. 救死扶伤、防病治病　救死扶伤、防病治病是社会主义医药卫生事业的根本任务，也是医护人员实现"全心全意为人民的健康服务"的具体途径和手段，是医护人员医疗实践和医德行为的基本出发点，体现了医学道德对医护人员的基本要求以及医学的科学性与道德性的统一。

随着现代医学科学的发展和医学模式的转变，医疗卫生工作也由单一的救死扶伤发展到防病治病和增进人民健康两个方面，这就要求护理人员做到树立正确的护理伦理价值观，在实践中把临床护理和预防保健护理相结合，把躯体护理和精神护理融会贯通，并增强为人民健康服务的意识。此外，护理人员还要努力学习，不断提高业务素质，掌握与新时期相适应的科学技术，将医德品质修养与过硬本领相结合。

2. 实行社会主义人道主义　实行社会主义人道主义，是我国社会公德的重要内容，是护理道德原则中较基本的层次。社会主义医学人道主义要求护理人员在实践过程中高度重视人的生命价值，做到爱惜生命、尊重生命，对病人要一视同仁，给予病人同情、关心和爱护，谴责和反对不人道行为。还要求护理人员必须树立新的医学模式观，在护理实践中真正做到以"人"为本，尊重和维护病人的权利和尊严，对病人一视同仁、平等相待。

3. 全心全意为人民的健康服务　全心全意为人民的健康服务是社会主义医德的实质和核心，也是护理道德基本原则的最高要求。医学是造福于人类的科学，医学必须为人民的健康服务，这就要求护理人员必须处理好个人与集体，个人与国家的关系，把国家的、社会的利益放在首位，把病人的利益放在首位。做到一切从人民利益出发，时时处处关心人民的健康和疾苦；将对病人个人负责与对社会群体负责统一起来，将人民的眼前利益与长远利益相结合；全面做好人民健康的保健工作。在护理实践中护理人员应视病人为亲人，树立病人至上、待患如宾的意识，时时处处关心人民的健康和痛苦，想病人之所想，急病人之所急，为人民的生命健康保驾护航。

二、护理道德具体原则

（一）自主原则

1. 自主原则的含义　自主原则是指尊重个人在不受外界因素的干扰下，自由选择自己行为的权利，即尊重病人自己作出决定的原则，主要包括护理人员在护理过程中确保病人自我做主，理性选择诊治决策的伦理原则。自主原则是对病人或受试者的人格与尊严的重视，尊重他们自主的知情同意权或选择，而不是欺骗、强迫或利诱他们，其实质是对病人知情权、同意权、选择权的尊重和维护。病人享有一定的自主权，包括：自由决定就医医疗机构；自由决定医方所提供的医护人员及辅助人员；从医方了解相关疾病的诊断、治疗、预后的全部情况后，可自由决定接受何种诊断手段、治疗方案，服用何种药物，接受何种手术，提出自己的防治意见并得到答复；自由决定住院床位标准、食疗标准、请求专家会诊等。

2. 自主原则在护理工作中的运用　通常情况下，护理人员应自觉养成尊重病人自主权的意识，规范自身言语和行为，主动提供适宜的环境和必要的条件，以保证病人充分行使自主权，尊重病人及其家属的自主性或自主决定。但尊重病人的自主权，绝不意味着放弃、推脱或者减轻自己的护理道德责任，绝不意味着听命于病人的任何意愿和要求。当病人的选择与他人、社会的利益发生矛盾时，护理人员应及时进行协调、沟通，以履行对他人、社会的责任，同时使病人的损失降低到最低限度。

（二）不伤害原则

1. 不伤害原则的含义　不伤害原则是指在护理过程中不让病人以健康为核心的利益受到无谓的伤害，不给病人带去本来完全可以避免的肉体和精神上的痛苦、损害、疾病甚至死亡，特别是对无能力保护自己的人，如精神病人、智障者、昏迷病人、幼童或老年病人等应加以协助，使他们避免受到伤害。

不伤害原则并非一个绝对的原则，其真正的意义并不是要消除一切伤害，而在于强调培养护理人员为病人高度负责、保护病人健康和生命的护理道德理念和作风，正确对待和处理医护过程中的伤害现象，在实践中努力避免病人受到不应当的伤害。

2. 不伤害原则在护理工作中的运用　不伤害原则实质上强调了护理人员的个人品德和行为的自律与慎独，要求护理人员应做到有同情心，绝不歧视、嘲笑、挖苦甚至责骂病人。具体要求包括：强化以病人为中心的服务意识，坚决杜绝责任性伤害；恪尽职守，努力防范无意识但却可知的伤害以及意外伤害的出现，不给病人造成本可以避免的伤害和经济上的损失；当伤害无法避免时，正确权衡风险与治疗、伤害与受益的利害关系，选择最佳诊治方案，并在实施的过程中把不可避免但可控伤害控制在最低限度之内。

（三）有利原则

1. 有利原则的含义　有利原则是指护理人员在护理过程中以病人为中心，为病人做善事，把有利于病人的健康和利益放在第一位，切实为病人谋利益的伦理原则，在国外也称为行善原则。

2. 有利原则在护理工作中的运用　有利原则是护理人员在实践中的行动指南，要求凡是对病人有益的事情，就应该积极主动地采取行动；凡是对病人有害的事情，就应当尽量避免。

在护理工作中，有利原则主要体现在：树立正确的全面的利益观，真诚关心病人及其家属以健康利益为核心的各种利益；提供最优质的医疗服务，努力使病人受益；努力预防或减少难以避免的伤害；全面权衡利害得失，选择受益最大、伤害最小的护理决策等。

（四）公正原则

1. 公正原则的含义　公正原则是指在护理工作中公平、正直、合理地对待每一位病人，做到不偏不倚，同等对待。公正原则作为护理道德具体原则，是现代护理服务高度社会化的集中反映和体现，其价值主要在于合理协调日趋复杂的护患关系，合理解决日趋尖锐的健康利益分配的基本矛盾。

2. 公正原则在护理工作中的运用　在护理工作中，公正原则应体现在人际交往公正和医疗卫生资源分配公正两个方面。人际交往公正要求护理人员树立平等观念，尊重每一位病人的人格尊严和健康权益，与每位病人平等交往。医疗卫生资源分配公正要求护理人员以公平优先、兼顾效率为基本原则，优化资源配置和合理利用医疗卫生资源，尤其是在稀少医疗卫生资源的分配和使用上，如紧缺的医疗设备（呼吸器、ICU 床位等）在使用上应该遵循公平原则。

第二节　护理道德基本规范

护理职业是神圣的，体现了对生命的呵护、感悟和关爱。护理道德规范是护理道德体系中的重要组成部分。不同时代、不同社会都有各自的护理道德规范。社会主义护理道德规范有其特有的内容和要求。认真学习、研究和落实护理道德规范，对于提高护理人员的医德修养水平有着重要的意义。

一、护理道德规范的含义和作用

（一）护理道德规范的含义

道德规范是一定社会为了调整人们之间以及个人与社会之间的关系，要求人们遵循的行为准则。护理道德规范是护理道德体系的重要组成部分，指护理人员在具体的护理实践活动中协调各种关系所要普遍遵循的道德行为准则，也是用来判断护理人员是非、善恶、荣辱的一种标准。它对护理人员在工作中应该做什么、不应该做什么都作了明确而具体的说明，较全面地阐释了护理人员应该怎样去选择自己的职业行为。

（二）护理道德规范的作用

护理道德规范是护理人员进行道德评价的直接尺度，通过认识、调节、教育、激励等功能，可以提高护理人员的业务、科研、管理等水平，促进医疗护理质量的提高，使护理学科得以发展，在护理人员自觉遵守护理道德的同时，协调新型的医、护、患之间的关系，有利于现代护理人才的培养，更能促进医院、社会的精神文明建设。

二、护理道德规范的内容

（一）热爱专业，恪尽职守

对护理专业的热爱，是一名护理工作者积极进取、服务社群、事业有成的动力之源。只有热爱护理专业，才能真正理解工作的价值和意义，尊重和爱护自己的服务对象，激发强烈的事业心和浓厚的工作兴趣，从而自觉承担本职工作的义务。

恪尽职守，是衡量护理人员的工作是否符合医药卫生事业基本医德规范的标准，也是提高护理质量、护理效果的一种制度上的保证。恪尽职守要求护理人员对所从事的职业竭尽忠诚，在工作中按制度办事，不敷衍塞责，时刻做到认真仔细、一丝不苟，踏踏实实地在本职岗位上全心全意为人民的身心健康服务。

（二）尊重病人，一视同仁

《国际护士伦理守则》规定："要珍视生命，尊重人的尊严和权利是护士的天职，对不同民族、种族、信仰、肤色、年龄、性别、政治观点和社会地位的人都要平等对待。"尊重病人，应做到：尊重病人的生命价值，尊重病人的人格和权利，尊重病人的自尊心和自我互利能力，满足病人提出的正当的、合理的要求，谴责和反对不人道行为。

（三）诚实守信，谨言守密

诚实守信是护理人员对待病人的基本要求。在一切护理活动中，不能说假话，不能做没有科学根据的判断与分析。护理工作是直接作用于人的，任何一点不诚实的行为，不实事求是的态度，只会有害于病人。提倡和践行诚实守信，应同弄虚作假、背信弃义、欺诈取巧的不良作风进行坚决的斗争，才能成为一名真正合格的护理人员。

（四）互尊互助，团结协作

为了保证护理工作的顺利开展，护理人员需要妥善处理好与医生、其他护士人员、技师等医院各类人员之间的关系。在日常护理工作中，对护理同行和其他医务人员应互相尊重与信任、相互欣赏与支持、相互理解与鼓励，勇于承担责任、正确对待荣誉。在相互尊重的基础上，同行之间还应相互学习，共同进步，努力发挥好团队协作的作用，提高护理的服务质量。互相推诿、漠不关心、冷嘲热讽、相互打击的做法和作风均有悖于伦理道德。

（五）遵纪守法，廉洁自律

随着我国法制的健全，人们的法制观念日益增强，护理工作中遇到的纠纷与法律问题也越来越多，这就要求护理人员不仅应熟知相关的国家法律条文，而且应该了解护理实际工作中与法律相关的潜在性问题，做到自觉遵纪守法，保护自身的一切合法权益，维护法律权威。

重义轻利，廉洁行医，历来是古今中外优秀医家十分推崇的伦理道德行为。护理人员应以廉洁施护为荣，以侵害病人利益为耻。在工作中不能乘人之危，利用职务的方便谋求个人利益。如发现有损害病人利益与安全的行为，或失职与违法的行为，都应及时指出并自觉抵制。护理人员只有做到正直无私、廉洁奉公，才会得到人民群众和社会的尊重和信赖。

第三节　护理道德基本范畴

护理道德范畴是反映护理伦理道德现象和关系的基本概念，是对护理道德实践的总结和概括，主要包括权利与义务、情感与良心、荣誉与幸福、审慎与保密等内容。

一、权利与义务

权利与义务是护理道德中最基本的一对范畴。护理人员和病人作为社会角色，都是权利与义务的统一体，都具有一定的权利，也都要相应承担一定的社会责任和义务。

（一）权利

权利是指公民或法人依法享有的权力和利益。护理道德基本范畴中的权利一般指护患双方应当享有的合理的、正当的权力和利益，包括病人的权利和护理人员的权利两大类。

1. 病人的基本权利

（1）平等的医疗护理权利　每个人都享有平等的生存权，当人们被疾病困扰、生命受到威胁时，也应该享受平等的医疗护理权利。护理人员应当尊重和实现病人的这种权利，不能因为病人的贫富、教育程度、信仰或关系的亲疏等差别而影响所提供的服务质量，不得以任何借口怠慢、拒绝或推诿病人就医，应努力做到一视同仁，平等地对待每一位病人，自觉维护病人的权利。

（2）获取有关实情的权利　在医疗护理过程中，病人有权获知自己的疾病情况；治疗与护理的相关方案，如治疗与护理的预期结果、副作用、疾病的预后以及医疗费用开支情况等。在不损害病人利益和不影响治疗护理效果的前提下，护理人员应采取适当的方式告知病人实情。

（3）自主同意的权利　病人有接受护理服务的权利，也有权拒绝接受护理服务。

若病人在法律允许的范围内拒绝接受护理服务，护理人员有责任向病人说明拒绝接受护理服务后对生命健康产生的危险。

（4）**要求保密的权利**　病人的这一权利源自于公民的隐私权。在护理过程中，由于工作的需要，护理人员会了解和掌握病人的个人秘密和隐私，病人有权要求对相关的病情资料、治疗与护理的内容、记录保密；未经病人同意，护理人员不得任意将其姓名、身体状况、私人事物等于公共场合中公开；更不能与其他不相关人员谈论病人的病情与治疗情况，否则将会触犯相关规定和法律，受到相应的惩罚。

2. 护理人员的基本权利

（1）**对病人的护理权**　护理人员为了维护病人的健康和利益，可根据病人的情况，采取相应的护理措施和方案，并不应受到外界的干扰。病人或其相关方面可以提出不同的意见或建议，但不能干预护理人员正常的工作，更不能采用行政命令或威胁手段迫使护理人员接受不合理要求。

（2）**对特殊病人的隔离权**　护理人员有权对某些处于传染期的传染病人和发作期的精神病人实行隔离，以免对他人、对社会造成危害。护理人员只能在维护社会成员健康和安全的情况下实施这种权利。

（3）**对特殊病人的干涉权**　这是护理人员的特殊权利，是对特殊病人的权利进行否定和限制的权利。通常情况下，护理人员在工作中应尊重病人的权利要求，但当病人拒绝治疗会给其带来严重的不良后果或不可挽回的损失，告知病人实情会影响治疗过程和效果，为病人保密但会对社会和他人产生危害时，护理人员可以使用干涉权来限制病人的自主权利，以实现对病人应尽的义务。

护理人员只有在维护病人健康利益和社会利益的前提下，在特定条件下和有限范围内使用干涉权，不可滥用，否则是对病人权利的侵犯，是护理道德所不允许的。

（4）**维护个人正当利益的权利**　护理人员应享有工作、学习、进修的权利，有对预防保健、环境保护、精神卫生等方面的情况提出建议和参与实施的权利，有要求其专业、人格被尊重的权利等。

3. 权利的作用　明确护患双方的权利和地位，可以调动护理人员和病人双方的积极性，尤其是调动病人配合治疗和护理的主动性，维护双方各自的合法权益，减少护患纠纷，达到预期效果。

（二）义务

义务是指个人在一定的内心信念和道德责任感的驱使下，自觉地承担对社会、集体和他人的责任。护理道德基本范畴中的义务主要包括护理人员应尽的义务和病人的义务两个方面，其中护理人员的义务是主要内容。

1. 护理人员的道德义务　护理人员的道德义务是指护理人员根据护理道德原则和规范的要求对病人和社会在道德上应尽的责任。主要有以下几个方面：

（1）**救死扶伤，防病治病的义务**　这是护理人员最基本的道德义务。人民的健康、病人的利益是至高无上的，维护病人的健康，减轻其痛苦是护理人员最神圣的使命。在任何情况下，护理人员都没有理由推卸为病人治疗和护理的责任，护理人员应当义不容辞地为病人的身心健康服务。

（2）**解释说明的义务** 护理人员向病人及其家属说明病情、治疗护理等有关情况，不仅是为争取病人的主动配合，更是对病人知情同意权和自主权的尊重。在解释说明时，护理人员要做到言语准确、通俗易懂，为了不使病人了解实情后增加精神负担或造成精神伤害，解释说明的内容亦可有所保留。

（3）**保密的义务** 保密是保护性医疗的重要措施，也是维护病人利益的需要。在临床护理中，护理人员应该建立良好的护患关系，给病人全面的身心护理，尊重其人格、尊严、信仰及价值观。为治疗、检查护理的需要，坦诚地与病人沟通，但应尽量使自己与病人的交往仅限于职业范围，严格保守病人的个人隐私，防止产生不必要的道德或法律问题。

除此之外，护理人员有义务参与公共卫生和疾病预防控制工作，服从安排，参加医疗救护。现代护理学理论明确指出健康是人类共同追求的目标，护理的目标是使每个人达到最大程度的健康，这是一个崇高的目标，一旦社会上出现了自然灾害，公共卫生突发事件，护理人员理所当然应为实现自己崇高的职业目标而努力奋斗，投身于紧急的医疗救护之中，像南丁格尔那样，像非典发生时的中国护理工作者那样，用自己的实际行动，为人民的健康，为护理事业的发展作出自己应有的贡献。

2. 病人的道德义务 治疗护理过程中，病人应自觉履行的义务主要有：如实提供病情和有关信息的义务；积极接受并配合诊治的义务；遵守医院规章制度的义务；支持医学生学习和医学科研的义务等。

3. 护理道德义务的作用 护理道德义务能使护理人员明确服务方向，激发专业志趣，强化岗位职责，完善自我人格，自觉抵制各种不正之风，真正做到忠于职守、廉洁奉公，时时处处以病人的身心健康利益为重，以高尚的医德履行救死扶伤、防病治病的义务。

二、情感与良心

（一）情感

1. 护理道德情感的含义 情感是人的内心世界对客观事物喜怒哀乐的主观体验和态度。护理道德情感是指护理人员在护理活动中对自己和他人行为之间关系的内心体验和自然流露。

2. 护理道德情感的基本内容 护理道德情感可以分为狭义和广义两个方面。就狭义而言，指关心、同情、热爱病人，发自救死扶伤、扶危济难的社会主义人道主义的同情心，急病人所急，想病人所想，帮病人所需，待病人如亲人。就广义而言，情感应包括同情感、责任感、事业感和理智感等内容。

（1）**同情感** 同情感是指发自扶危济难的人道主义同情心，要求护理人员对病人的疾苦要有深切的同情心，对他们的遭遇和不幸在感情上产生共鸣，热情周到地做好各种护理工作，使之早日恢复健康。

(2) 责任感 责任感是护理人员建立在"一切为了病人"的道德认识基础上的高尚情感，要求护理人员对病人的生命、健康与安危有高度的负责态度，要把病人的健康和利益放在第一位，在需要的时候，护理人员应不计报酬、不分昼夜乃至献出宝贵的生命。

(3) 事业感 事业感是一种高层次的情感，要求护理人员具有炽热的事业心，热爱护理科学和医疗卫生工作，要以刻苦钻研的探索精神和精益求精的工作态度从事护理活动，做到精勤不倦、乐于奉献。

(4) 理智感 护理人员的情感应是理性的，建立在理智、科学、有度的基础之上，在工作中应排除亲疏、政治、恩怨、性别、地位、贫富等各种因素的干扰，使情感保持高度的纯洁与理性。

3. 护理道德情感的作用 护理人员在工作中培养积极的道德情感，有利于自身素质的提高，便于处理好护理人际关系。良好的护理道德情感和服务态度能给病人一种温暖、体贴和可信任的感受，有利于促进病人疾病的痊愈和身体的康复。

(二) 良心

1. 护理道德良心的含义 良心是人们履行对社会和他人的义务的过程中，对自己行为应负的道德责任的一种主观认识和评价能力。护理道德范畴的良心是指护理人员在工作及其实现相应权利和履行相应义务时的内心感应、自我意识以及自我审视、评价、整合的能力。

2. 护理道德良心对护理人员的要求 护理道德范畴的良心作为一种意识形态，其基本内容和要求是在任何情况下都不做有损于病人利益的事，要求护理人员在工作中做到：重视与忠实于病人，在没有外界监督，甚至在某些利益的诱惑下，都能做到尊重病人的人格与生命价值，选择最有利于病人利益的治疗和护理方案；忠实于医疗卫生事业，自觉维护护理职业形象，立志为医疗卫生事业贡献自己毕生的精力。

3. 护理道德良心的作用 护理道德良心对护理人员工作行为的调控是积极主动的，主要体现在三个方面。

(1) 导向与选择的作用 护理人员在行为开始之前，良心需根据道德价值和道德责任、义务的要求，对自身行为动机进行检查，对符合道德要求的动机予以肯定，对不符合道德要求的动机进行抑制或否定，从而按照道德的要求调节方向，最终作出正确的选择。

(2) 监督与保证的作用 在护理过程中，护理人员的良心对符合道德要求的情感、态度、意志、信念及其行为方式与手段，予以激励和强化；对不符合道德要求的异常情感、私欲、邪念，予以纠正和克服，避免不良行为的发生，主动调节自身行为的方向，自觉保持高尚的道德。

(3) 评价与矫正的作用 护理人员通过良心的审视评价，对符合道德的行为及后果产生满意和欣慰，对不符合护理道德要求的行为及后果产生惭愧、内疚、羞耻，受到良心的谴责，并及时矫正自身行为的过错，为发动后续行为奠定良好的道德基础。

三、荣誉与幸福

（一）荣誉

1. 护理道德荣誉的含义及内容　荣誉是社会对护理人员道德行为及其价值的肯定和褒奖，以及护理人员对这种价值评判的认识和体验。护理道德荣誉包括两个方面的内容：一是社会对护理人员的高尚行为予以肯定和褒奖；二是护理人员个人对自己的肯定性评价以及对社会肯定性评价的自我认同，表现为因履行道德职责受到褒奖而产生的自我赞赏。这两方面是相互联系和相互影响的，前者对护理道德起着社会评价作用，后者对护理道德行为起着自我评价作用。

2. 正确对待护理道德荣誉　护理人员的荣誉是以病人健康利益为基础，从而得到社会的肯定和褒奖及个人良心的慰藉。护理人员应在社会主义护理道德基本原则和规范的指导下，树立正确的荣誉观，正确认识和对待荣誉，做到以下几点：

（1）正确处理工作与荣誉的关系　护理工作的根本目的是为了维护人民的身心健康，而不是为了获取护理人员个人的荣誉。因此，护理人员应把社会和人民给予的荣誉作为鼓励自己前进的精神力量，而不要被荣誉所束缚。若将自己的岗位工作当作猎取个人荣誉的手段，或在受到表彰后沾沾自喜，或借助荣誉傲视他人、自我吹嘘，这样的行为均违背了护理道德原则和规范的要求。在工作中，护理人员对荣誉不能斤斤计较，更不能因为有了贡献没有得到荣誉而灰心丧气。

（2）正确处理个人荣誉与集体荣誉的关系　个人荣誉与集体荣誉是紧密联系的，个人荣誉是集体荣誉的体现和组成部分，集体荣誉是个人荣誉的基础和归宿。当个人荣誉与集体荣誉发生矛盾时，应牺牲个人荣誉保全集体荣誉，任何损害、诋毁集体荣誉的行为，都应受到谴责和反对。

（3）荣誉与求实共存　医学护理事业的发展，迫切需要大批有专业知识又求真务实、勇于开拓的护理人才。我们必须坚持荣誉的真实性，要用自己的真才实学去获得荣誉，坚决反对靠弄虚作假去骗取荣誉的行为，同时也反对靠权力和门第获取荣誉。即使自己的贡献不能得到社会的公认和应有的荣誉，甚至被人误解，也应为了人民的健康事业，不改初衷，甘当无名英雄。荣誉的获得是在于无私的贡献，而不是一味的索取。

3. 荣誉对护理人员行为的作用　荣誉对护理人员行为的作用主要表现在两个方面：一是荣誉对护理人员的行为起着评价作用；二是荣誉对护理人员的行为起着激励作用。荣誉通过社会舆论的力量来表明社会支持什么、反对什么。所以，荣誉实际上是社会对护理人员的一种客观评价。社会舆论对护理人员的评价是一种无形的力量，从社会评价中得到肯定和赞扬，可以促使护理人员更加严格要求自己，不断努力，保持荣誉。这种荣誉一旦成为护理人员的共同愿望，必将推动护理工作的进一步开展。

（二）幸福

1. 护理道德幸福的含义　幸福，就是人们在创造物质生活条件和精神生活条件的实践中，由于感受和理解到目标和理想的实现而得到的精神上的满足。护理道德范畴的幸福是指护理人员履行了护理道德义务和责任，实现了自身的理想，达到了既定的目标，工作得到了肯定评价，物质生活和精神生活得以相对满足时所产生的愉悦感觉。

2. 正确对待护理道德幸福观　幸福是美好而动人的，为了幸福，人们不断地探索、追求、奋斗和拼搏。要想在职业领域获得真正的幸福，护理人员必须树立正确的幸福观。

（1）把物质生活幸福与精神生活幸福统一起来　护理人员的道德幸福既包括物质生活的改善，又包含精神生活的充实，二者需统一起来，才能真正感受到幸福的真谛。护理人员在职业服务中获得应有物质报偿的同时，还从病人的康复中获得精神上的满足，实现了自身工作的价值，从而获得快乐和幸福。因此，护理人员的幸福观应该是物质生活幸福与精神生活幸福的统一。

（2）把个人幸福与集体幸福统一起来　个人离不开社会，个人幸福和集体幸福是分不开的。集体幸福是个人幸福的基础，个人幸福是集体幸福的体现。幸福不是自私的欢乐，而是与他人共享的欢乐，只有在与他人的幸福联系中，才能感受到自己的幸福，护理人员只有为病人、社会的幸福作出贡献，得到病人和社会的公认和赞扬，才会在自己的意识和情感中，产生强烈的幸福感。

（3）把创造幸福与享受幸福统一起来　整个人类社会是通过人的劳动而诞生和发展的，幸福就在于创造所产生的物质成果和精神成果所引起的感受，劳动和创造是幸福的源泉。护理人员的幸福贯穿于与职业劳动和创造成果之中，只有在为病人服务的过程中，通过辛勤劳动与精心护理，使病人康复，得到社会肯定，才能真正获得物质上的利益和精神上的享受，而且贡献越多获得的就越多。

3. 树立幸福观的作用　在职业活动中树立正确的幸福观，有利于促使护理人员自觉履行护理道德义务，正确处理个人幸福和集体幸福的关系，从集体幸福和病人康复中获得更多的幸福。另外，树立正确的幸福观，有利于护理人员树立正确的苦乐观，即通过自己辛勤劳动和无私奉献使病人转危为安，而感受到自身价值的实现和工作的意义，进而更加热爱护理职业，更加努力地工作，将自己毕生的精力献给医学事业。

四、审慎与保密

（一）审慎

1. 护理道德审慎的含义及内容　审慎即周密谨慎。护理道德范畴的审慎是指护理人员在工作中应当具备详细周密、谨慎行事的作风，最大限度地保护病人的生命安全，促使疾病的早日康复。

审慎是护理人员在为病人治疗护理过程中于内心树立起来的，其主要内容有：护理人员在工作的各个环节要自觉做到审而又慎，在工作中严格遵守各项规章制度和操作规程，防止差错，杜绝事故；无论与病人、家属、同事还是社会人员交往时，都应注意言语科学严谨，行为得体庄重。

2. 审慎的作用　审慎对护理工作的成败发挥着至关重要的作用，具体表现为：

（1）有利于防止医疗与护理差错事故的发生　许多医院差错事故的发生，除部分是技术原因外，大多数是由于医护工作者缺乏应有的责任心和审慎的工作作风，工作上疏忽大意而造成的。护理人员在行为前如果周密思考并制订严密的方案，行为中仔细观察、严格操作，就能避免许多医疗事故的发生，就可能捕捉到许多有用的信息和最佳的时机，就会在一定程度上提高治疗质量。

（2）有助于护理人员提高知识和技能　在护理实践中做到谨慎、周密处理问题，及时发现和处理病人的病情变化等，都与医护人员的业务知识和技能水平有密切的关系。业务知识贫乏，技能水平低下，护理人员难以达到审慎。因此，护理人员要践行审慎的道德要求，就要不断地钻研业务知识，提高技能水平。

（二）保密

1. 护理道德保密的含义及内容　所谓保密，就是保守机密，使之不外泄。护理道德范畴的保密是指护理人员在工作过程中涉及病人的秘密和某些病情，扩散出去将造成不良后果，对此应予以保密。主要包括为病人保守秘密，对病人保守医疗秘密两个方面。此外，护理人员还应避免在病人面前谈论有关医护人员的个人秘密，如年龄、婚姻、收入等，以避免引起不必要的麻烦。

2. 护理过程中加强病人隐私权的保护　隐私权是公民对自己个人信息、个人生活及决定私人事务等享有的一项重要的民事权利。在医疗护理过程中，所谓病人的隐私权是指病人拥有保护自身包括躯体的隐私部位、某些疾病、病史、生理缺陷、特殊经历、遭遇等隐私，不受任何形式的外来侵犯的权利。

为了适应新型医学模式发展的需要，更好地维护病人的权利，尽可能地减少医疗护理纠纷，应从以下几方面着实加强对病人隐私权的保护：要加强护理人员的法律意识和职业道德素质教育；医院及各科室要加强病人个人资料的管理；提高护理人员对病人隐私权的保护意识；加强医院护理管理，健全各项规章制度。

3. 保密对护理人员行为的作用　保密既是对护理工作者特殊的职业道德要求，也是病人的正当权益。在护理工作中，处理好保密的各项事务，有利于建立护患之间的信赖关系，避免护患矛盾和纠纷的产生；有利于病人在接受治疗的过程中保持良好的心理状态，早日恢复健康。

思 考 题

1. 简述护理道德基本原则、具体原则的内容。
2. 护理道德基本规范有哪些主要内容？
3. 简述护理伦理基本范畴的主要内容。

第四章　护理关系伦理道德

知识要点

1. 护患关系的内容及模式。
2. 护患关系的影响因素及道德要求。
3. 护际合作关系的内容及其模式。

案例

患者赵先生输液瓶的液体快输完了，他请一位刚要离开的患者家属带个口信给护士站的护士，请她们来接瓶。护士闻讯后走进病房。护士：谁快完了？（无人应声）谁快完了？（还是无人应声）护士（看到赵先生的液体快输完了）：哦，是你快完了，怎么不吭声？赵先生：你这是什么话！大家都好好的，谁"快完了"？护士：我说的是药液快输完了。赵先生：有你这么说话的吗？

1. 请分析本案例中的赵先生为什么不满。
2. 护士语言有什么问题？违反了护患关系中哪项道德规范？
3. 如果你是护士，你会如何处理这件事情？

第一节　护理人际关系概述

一、护理人际关系的概念

护理人际关系是指在医疗护理实践中，同护理活动有直接联系的人与人之间的交往关系。其中包括：护理人员与护理对象之间的关系、护理人员之间的关系、护理人员与其他医事人员（医生、医辅人员、后勤保障人员等）之间的关系。

建立良好的护理人际关系，是提供优质护理服务的基础，是护理道德对护理人员职业素质的必然要求，也是护理伦理学研究的重要课题。

二、研究护理人际关系道德的意义

1. 规范护患关系　规范护理人员和护理对象双方的道德行为，促进护患双方将战胜疾病，提高生命质量作为共同奋斗的目标，在服务与被服务的护理过程中建立相互信任的护患关系。

2. 促进护理人员之间平等协作关系的形成　规范护理人员之间的道德行为，提高道德境界，养成忠于职守、尊重他人的道德品质，促进护理人员之间平等协作的道德关系的形成。

3. 促进护理人员与其他医事人员之间合作关系的形成　规范护理人员与其他医事人员之间的道德行为，促进护理人员与其他医事人员之间相互尊重、团结合作、监督约束的道德关系的形成。

4. 促进护理人员与社会形成良好的互动关系　规范护理人员对社会公共卫生保健的责任义务，促进护理人员与社会（如家庭、学校、媒体）之间相互理解支持、良好互动的道德关系的形成。

第二节　护患关系道德

一、护患关系的内容及模式

护患关系是护理人员与护理对象在护理过程中，产生和发展起来的一种工作性、专业性、帮助性的人际关系。护士的态度与行为在护患关系的形成过程中起到决定性的主导作用。目前，主流观点认为，护患关系是以诚信为基础的具有法律强制性的信托关系，是体现护患双方价值追求的短暂性人际关系。

随着护理服务范围和功能的扩大，护患关系的活动主体也增加了新的内容。护理人员一方包括护理员、护士、护士长、护理部主任。患者一方包括患者及家属，陪护人、监护人，患者所在单位及媒体舆论。良好的护患关系应是一种信任性、治疗性关系。建立良好的护患关系是职业的要求，也是护理人际关系研究的重要课题。

护患关系的内容可归纳为技术性关系与非技术性关系两个方面。两者在护理活动中相互依存，水乳交融。

（一）技术性关系及模式

技术性关系是指护士运用相关专业知识及技术，在为患者服务的过程中建立起来的一种帮助性关系，是护患关系建立的基础。

护患关系模式有 3 种类型：主动 - 被动型、指导 - 合作型、共同参与型。

1. 主动 - 被动型　这是传统"生物医学模式"影响下形成的一种最古老的护患关系模式。在该模式中，护理人员常以"母亲"的角色出现，表现为"护理人员为患者做什么"，护理人员根据自己的专业知识和临床判断决定护理措施，患者则处于被动接受的地位，一切听从护士的安排。该模式适用于昏迷、全麻、休克、严重创伤、精神病等无自主意识的服务对象。此类患者无法对治疗和护理方案进行选择和监督，因此，在实施护理活动的过程中，护理人员要有良好的职业道德和责任心，遵守规章制度，密切观察病情变化和药物不良反应，为患者提供安全有效的高质量护理。

2. 指导－合作型 这是在"生物－心理－社会医学模式"影响下形成的一种"以病人为中心"的护患关系模式。该模式中，护理人员常以"指导者"的角色出现，其特征是"护理人员教会患者做什么"，护患双方均有主动性，护理人员针对患者的需要进行健康教育和指导，患者也主动地为护士提供疾病方面的信息，但患者的主动性是以执行护理人员的意志为前提的。护理人员在护患关系中仍处于主导地位。适用于急性病患者和手术后处于恢复期的患者。此类患者病情多变，护士应密切关注病情变化，准确及时地施护。

3. 共同参与型 这是"生物－心理－社会医学模式"影响下形成的一种"以人的健康为中心"的护患关系模式。该模式中，护理人员常以"同盟者"的角色出现。其特征是"护理人员让患者选择做什么"，服务对象在护理活动中，不仅是合作者，还是参与者和决策者。此类患者对自己疾病的治疗和护理比较有经验，具有一定的护理能力。护士应充分地尊重病人，鼓励病人独立完成某些自理活动，如洗脚、测量血糖等。护患双方是平等的关系。适用于慢性病护理对象和具有相应知识的服务对象。此类患者缺乏专业知识，可能出现对生命和健康有损害的行为，护士应及时地进行指导，必要时可行使特殊的干涉权。

以上三种模式在护理活动中并不是固定不变的，护士应根据患者的具体情况、疾病的不同阶段，选择适合的护患关系模式为护理对象提供服务。

（二）非技术性关系及其内容

非技术性关系是指护患双方由于受社会、心理、教育、经济等多种因素影响，在实施护理技术过程中所形成的道德、利益、价值、法律、文化等多种内容的关系。道德关系是护患关系中最本质、最重要的关系。

1. 道德关系 在护理活动中，护患双方因为职业教育、经济文化、道德修养等背景不同，对同一问题或行为会产生不同的看法，甚至是矛盾与分歧。为了避免矛盾的发生，护患双方必须按照道德规范来约束自己的行为，尊重和维护对方的权利、利益。如护理人员应"以患者为中心"提供优质的护理服务，患者也应遵守就医道德，尊重护理人员的权利与人格，共同构建良好的护患关系。

2. 利益关系 护患双方在相互作用的过程中，发生了物质与精神两方面的利益关系。护理对象的物质利益体现在支付了医疗费用后，获得了护理人员的照料和护理，病痛减轻，健康恢复。其精神利益体现在护理对象的各项权利，如知情同意权、隐私保密权等得到了尊重与维护。护理人员的物质利益体现在付出辛勤劳动后，获得的经济收入。精神利益体现在通过自己的精心照料，护理对象病情好转或康复后赢得的感激与赞誉，获得精神上的满足与享受。

3. 价值关系 护患双方在互动中，因价值观不同会导致对健康和疾病、护理行为等看法的不同，甚至产生矛盾与分歧。护理人员应站在患者一方的角度，理解病人的经历和感受，尊重护理对象的人格、尊严和价值观；护理对象也应理解护理人员工作的辛苦，尊重护理人员的劳动成果，使护患关系向良好的方向发展。

4. 法律关系 在护理活动中，护患双方的权利和行为都受到法律的保护和约束，任何一方的正当权利受到侵犯，对方都可以依法追究其责任。

5. 文化关系 不同生活背景的护理对象，（如不同国家、民族）会有着不同的文化水平、宗教信仰、风俗习惯、语言文化、素质修养等，这必然会使护患双方在许多问题上产生不同的看法，发生误会或矛盾。因此，护士在护理过程中，要综合考虑护理对象的文化背景对护理活动的影响，了解并满足不同文化背景服务对象的需要，提供与文化背景相适应的护理措施。

二、护患关系的道德要求

（一）热爱本职，自尊自强

护理事业是一项以生命相托的崇高职业。护理工作既要面向患者，又要面向家庭、社会，影响广泛，责任重大。因此，护理人员应热爱自己的本职工作，珍惜职业荣誉，树立职业自豪感，勤奋进取，自尊自强。以精湛的技术、高尚的道德、热情周到的服务维护自己的职业尊严，赢得患者的尊重与信任。

（二）稳重端庄，态度和蔼

在治疗护理过程中，护理人员是与患者接触最密切的人，护理人员的一举一动，对患者会产生莫大的作用。工作中护理人员应以稳定的情绪，端庄的举止，给护理对象送去信心与力量。特别是抢救危急病人时，护理人员沉着敏捷，神情坚定，让护理对象感到安全与希望。与医生相比，护理对象更关心护理人员的服务态度。护理人员亲切和蔼的态度，理解和友善的表情都会给患者带来温暖，产生"护士安慰一句，患者病好三分"的神奇效果。

（三）尊重患者，一视同仁

尊重护理对象，一视同仁是指尊重护理对象的生命价值、人格与权利，对所有的人平等相待。任何个人都有接受护理，延长生命和提高生命质量的权利。护士应尊重患者的权利，不因护理对象处于弥留之际或已经死亡而心存漠视，对任何不同背景的患者（如国籍，信仰，职位，相貌、贫富等等）都一视同仁、以诚相待、平等施护，忠实维护患者权利。

（四）认真负责，任劳任怨

护理质量关系到患者的安危与家庭的悲欢离合，每个护士必须牢记职业道德责任，以严肃的态度、严格的要求、严谨的作风，遵守规章制度，执行操作规程。以及时、有效、安全、准确的护理措施维护健康和保持生命。同时要不辞辛苦，不怕脏累，任劳任怨，避免因平淡而倦怠，因紧张而慌乱，因不顺利而急躁，因无人监督而省事的不良思想影响，始终保持饱满的精神面貌。

（五）语言贴切，保守秘密

职业要求护士要谨言慎行，要做到语言规范，文明，富有感染力。应善于应用礼貌性语言、安慰性语言、保护性语言。特别不应因服务对象身心缺陷加以取笑或对其医学知识的一知半解加以挖苦。不把护理服务对象的隐私作为聊天的话题；不为谋求个人利益，向无关人员透露有关病人疾病和治疗的信息。对弥留之际的病人，不能随意告诉病人的诊断，以使病人有限的生命保持轻松平静。

（六）精益求精，知识广博

新的医学模式要求护士通过卫生宣教、心理护理、改变环境等来完成自己的职责。一名合格的护理人员应是多层面知识和精湛技能的聚合体。丰富的知识能使护士具备高度的灵敏性和洞察力，及时准确地发现患者现存或潜在的健康问题，准确捕捉其心理变化，并能以最恰当的方式解决问题。同时，精湛的技术水平能使患者得到及时、正确、有效的护理，最大限度地减轻其痛苦，促进患者早日康复。

（七）理解家属，耐心解疑

患者家属是患者的精神支柱与依靠，护理人员与患者家属的关系会直接影响患者的情绪，对疾病的治疗与护理有关键性的作用。因此，护理人员应以尊重和同情的态度做好家属思想工作。对家属提出的能做到的合理要求，应给予满足，不能做到的应解释求得谅解。对不合理的要求，也不能置之不理，应以平等的态度交换意见。

知识链接

"在病人面前，该考虑的仅仅是他的病情，而不是病人的地位和金钱，应该掂量一下，有钱人的一撮金钱和穷人感激的泪水，哪一个更珍贵。"

"在医疗实践中应当时刻记住病人是你服务的靶子，而不是你所摆弄的弓箭，绝不可玩弄他们。"

——摘自胡佛兰德《医德十二箴》

三、影响护患关系的因素

分析影响护患关系的因素，主要有护士、病人、医院管理等三个方面。

（一）护理人员方面

1. 非技术性因素　常表现为：责任心不强，如病情观察不细致，出现差错事故，抢救期间机器操作失误；缺少同情心，对病人的问题解答生硬冷漠，缺少耐心，病人合理的要求得不到满足；缺少沟通技巧，导致双方对信息的理解不一致，产生误会；不注重道德修养，对病人缺少应有的同情与尊重；法律意识缺乏，未能有效维护病人的各项权利（如知情同意权，隐私权等），工作粗枝大叶，差错不断，导致护患关系紧张。

2. 技术性因素　常表现为：专业知识不扎实，操作技能不熟练，给患者造成不应有的痛苦和麻烦，引起护患关系紧张，甚至拒绝护理服务。

（二）病人方面

1. 不良求医行为　少数病人及家属认为，护理工作就是伺候人的，我花了钱，你就应该听我吩咐，不管护士工作是否繁忙，事情的轻重缓急，要求护士呼之即来；有的患者重医轻护，不履行病人的义务，在休息、活动、饮食、功能锻炼等方面，不遵照护理人员的要求，当出现不良后果时，把责任推向护理人员。

2. 对疗效的期望值过高　病人到医院都希望得到妙手回春尽早康复的结果。当结果与愿望不一致时，特别是病情恶化，人财两空时，病人不能理解，认为没有得到正确的诊断或者是尽心的护理，因而向医护人员发泄怒气甚至殴打护理人员。

3. 行为模式改变　一个人患病后，行为模式会发生相应改变，如高度的自我为中心、过分注重自己的健康情况，依赖性增强，高度的猜疑心理等，如果护理人员评估病人不细致，不了解病人的行为变化，采取不适宜的护理措施，也将会加重护患之间的不协调。

（三）医院管理方面

1. 护理人员资源缺乏　护理人员配置严重不足，同时承担着很多非护理性工作，如取药，送化验，记账，催款等，导致临床护理人员工作强度过大，无时间与病人进行沟通交流、开展健康教育、心理护理等工作；当遇有急诊病人时，没有应急备用人员补充，导致人手不足，顾此失彼，不能为病人提供优质服务，病人产生不满。又因护理人员与病人接触的时间最长，病人对医院的不满情绪，容易发泄到护理人员身上。

2. 医院管理存在缺陷　目前，由于缺少有效的管理与监督，有章不循，违规操作的情况仍有发生；管理层水平低下，缺乏有效监督措施。

3. 医院收费不合理　高新仪器设备、新药、一次性医疗用品的广泛应用，带来了医疗费用的快速上涨；医院片面追求经济效益出现重复开检查，分解收费，一律使用一次性物品，极大地增加了病人的经济负担。病人密切关注医疗费用，希望医院能公开、合理、透明收费。一旦病人认为收费不合理，护士又是收费项目的执行者，就容易发生护患冲突。

四、改善护患关系的对策

改善护患关系的对策应遵循平等待人、诚实守信、互利合作的基本原则。

1. 平等待人原则 平等待人是建立良好护患关系的前提。护患关系中的平等，主要是指人格的平等。护患关系双方必须相互尊重。护理人员应尊重病人，平等待人，对任何病人都应做到一视同仁，认真履行尊重病人人格、维护病人权利的医德规范。作为病人也应平等对待所有的护理人员。不能对医生的指令唯命是从，对护理人员的指导不屑一顾，伤害护理人员的感情。

2. 诚实守信原则 护理人员要切记"言必信，行必果"，不轻易许诺病人，一旦答应就应做到，病人的请求如果做不到也一定要说明原因，不能敷衍了事，不能为给病人暂时的安慰，而说不切实际的话。要正确评价护理效果，不掩饰护理过程中的问题。同样病人为护士提供的病情资料与信息也一定要真实，不能有丝毫谎言。

3. 互利合作原则 互利合作是协调护患关系的基础，护患交往是通过服务与被服务方式，实现互利即达到高质量的护理效果。在护理的过程中，病人关注护士的道德是否高尚，护理技术是否精湛，护士关注病人的疾病情况是否好转，病人接受治疗的态度是否积极，与护士配合的效果是否良好等。可见护患双方只有通过默契有效的合作，才能争取最佳的护理效果，实现护患之间真正的互利。

第三节 护际关系道德

护际关系是指护理人员在护理业务领域中所发生的与同行之间的关系。包括护理人员之间的合作关系，护理人员与其他医事人员的合作关系。良好的护际关系是圆满完成医院护理任务的重要条件。

一、护际合作关系的内容及其模式

（一）护际合作关系的内容

1. 自信与信赖 护际关系的主体必须对自己有信心，相信自己的判断与决定，通过声音、语言、态度、动作向别人发出自己不存偏见、诚实可靠、值得信赖的信号。同时对他人能充分信赖、信守承诺、坦诚相见，尊重对方的自主判断。

2. 互相协助 护际关系主体应团结协作、虚心学习、共同诚心解决问题，愿意给对方提供支持与援助，分享知识与经验，帮助其在工作上有最佳表现，不抢功，不求报答。

3. 相互支持 护际关系主体愿意聆听对方讲话，适时给予赞赏，积极回馈，有接纳别人批评及意见的胸襟。

4. 友善与欣赏 护际关系主体应学会彼此间的友善与欣赏，以经常性的微笑，亲切、轻松、委婉、和气的态度，适时表达对他人的体贴、关切、兴趣、尊重、赞美、启发别人的热情与诚心。

5. 共同努力实现目标　护际关系主体要确立目标并共同努力实现目标。通过相互尊重、相互信赖、相互包容、相互鼓励，使护际关系主体在工作中都有最佳表现。

（二）护际合作关系的模式

1. 平等　平等指护际关系主体成员在工作中享有平等的社会地位与人格尊严。

2. 互敬　互敬指彼此谦让，互相尊重。互敬互重是在平等的基础上，尊重对方的人格，不任意排斥与耻笑他人，不议论他人的隐私与缺陷，尊重他人的劳动，不妒贤嫉能，尊重他人的意见，谦让好学，不可唯我独尊。

3. 协作　协作指共同协助，相互配合。现代医疗卫生工作分工过细、内容扩大、复杂性增加。整个诊疗过程，从诊断、手术、理化治疗，到护理、饮食、生活服务等一系列工作，都需要医护人员互相支持、团结协作。合作中一方面要以自己工作的主动性、可靠性获取他人的信任，另一方面也要相信他人的能力及工作的主动性、可靠性，只有彼此良性的影响与信任，才能达到有效的协作。

二、护理人员之间合作的道德规范

护理人员的工作具有目的同一性，工作的协调性，业务的竞争性的共同特点。护理人员之间应相互尊重，相互学习，取长补短，共同提高。

（一）资深护理人员与资浅护理人员间合作的道德规范

1. 彼此尊重，相互学习　有经验的资深的护理人员，有义务、有责任帮助年轻的护理人员，使他们快速掌握护理方法与技巧，热心地做好传帮带。年轻的护理人员应尊重年老的护理人员，虚心学习，诚恳求教，特别要学习老一辈护理人员献身护理事业的精神和严谨细致的工作作风。我国古代名医陈实功曾说："年尊者恭敬之，有学者师事之，骄傲者逊让之，不及者荐拔之。"

2. 团结协作，密切配合　护理人员互相爱护，互相沟通，密切配合，协调一致。资深护理人员要严于律己，对资浅护理人员要多用情，少用权。资浅护理人员要关心照顾资深护理人员，以形成一种民主、和谐的人际关系，使整个护理群体更具有凝聚力。

3. 分工明确，尽职尽责　护理人员之间既要强调团结协作，也要强调分工明确，各尽职责。护理人员都要按照自己的分工坚守岗位，发挥螺丝钉的作用。形成一个协调一致的护理团队，使护理工作达到科学化、制度化、规范化、整体化。切忌在工作中拖延、推诿，影响护理效率和质量。

（二）同一专长与不同专长护理人员间合作的道德规范

1. 同一专长护理人员间合作的道德规范

（1）**真诚相待，避免相妒**　同一专长护理人员朝夕相处，彼此之间因共同的专业会有共同的体验、共同语言，更应该相互关心，相互帮助，以诚相待，成为相互依靠与支持的亲密伙伴。当自己有了成绩，不骄傲不自满。当同事遇到困难，伸出友爱之手，帮助共渡难关。当同事有了成绩应欣赏对方，虚心求教，不嫉妒。当出现差错要勇于承担应负的责任，不回避推卸，不要把过错推给或嫁祸于对方；不在患者面前议论对方的不足，维护彼此的威信。

(2) *彼此关怀，合作无间*　为了实现共同的职业目标，同一专长的护理人员应彼此关怀体贴，合作无间。如遇有突发事件，不能计较是否是自己分管的病人与项目，应以病人的利益为最高原则主动配合，积极参与救治。发现疏漏，不管是分内分外都应第一时间补救，不能事不关己，袖手旁观。

2. 不同专长护理人员间合作的道德规范　不同专长的护理人员之间应不耻下问、取长补短、齐心协力、全力配合，为病人提供优质的护理服务。不同专长护理人员之间的合作关系主要体现在提供咨询、教学等方面。

合作中应注意：
(1) 以真诚和谦虚的态度请求协助或提供帮助。
(2) 不可在患者面前批评对方或发生争执。
(3) 责任护士承担护理病人的全部责任，被咨询的护士只提供建议。
(4) 对被咨询的护士所提供的建议，应给予良好的评价，并表达谢意。
(5) 被咨询的护士在评估病人后，无法给予协助，应迅速做出答复。

（三）与相处不和谐的同事间合作的道德规范

与相处不和谐的同事应做到尽量公平地与对方相处，不敌视，不逃避，尊重对方的隐私，不将对方隐私作为攻击对方的武器，不讨论应保密的事情，不传播未经证实的信息，不背后说对方坏话，有事能当面沟通且态度诚恳。

三、护理人员与其他医务人员合作的道德规范

（一）护理人员与医生的合作道德规范

根据现代护理在临床工作中的地位和作用，医护关系的基本模式为：并列－互补－监督。

1. 平等协作　医生与护士是两个并列的要素，贯穿于疾病治疗的全程，发挥着同等重要的作用。医生的职责是为护理对象做出正确的诊断和选用恰当的治疗手段。护士的职责是能动地执行医嘱，做好基础护理、专科护理和心理护理。为此，医护双方工作中要不断交流信息，充分协作，才能体现医护工作的一致性和整体性，形成和谐的医护关系。

2. 尊重与信任　医护双方要充分认识对方的独立性与专业性、职责与作用，尊重和支持对方的工作。护理人员接触患者最多，要主动地将护理对象的生理、心理变化的信息提供给医生，尊重信任医生，积极主动协助医生工作，认真执行医嘱；医生也要重视信任、尊重护理人员临床哨兵的角色作用。医护密切配合，提高服务质量。

3. 监督与制约　为保证病人的安全，防止差错事故的发生，医护双方必须相互制约与监督。因工作头绪繁多，忽略细节或忘记执行某项临时措施，双方互有责任提示改正。如护士发现医嘱有误，不能盲目执行，应告知医生，防止酿成大祸。医护双方应虚心接受对方的监督与帮助，对错误不能遮遮掩掩，更不能互相责难或拆台，这是不道德也是不负责的表现。

（二）护理人员与医技科室人员的合作道德规范

1. 团结互助，合作共事　护理人员与医技人员关系密切，接触频繁，如送检标本、领取药品、护送护理对象做特殊检查等，都需要医技科室的同事密切配合和支持。所以，护理人员必须了解医技科室的工作特点和规律，服从医技科室的管理与规定，主动与医技科室人员协作配合。医技科室也必须为诊疗护理提供及时准确的依据。

2. 互相尊重，以诚相待　护技之间应相互尊重、礼貌沟通、以诚相待。出现问题首先从有利于患者的角度出发，共同从自身分析问题、查找原因，寻求解决问题的办法。不应指责埋怨，更不能因未采取措施及时补救，延误病情甚至危及生命。

（三）护理人员与行政后勤人员的合作道德规范

护理人员对后勤工作人员不应有职位优越感，而是要充分认识到后勤工作在医疗护理工作中的重要地位，尊重后勤人员的工作，理解他们的艰辛，珍惜并爱护他们的劳动成果，支持他们合理的管理决策，与他们一道为护理对象创造一个良好的医疗护理环境。

思 考 题

1. 哪些因素影响良好的护患关系建立？
2. 护患关系有哪三种模式？各有什么特点？如何选用？
3. 通过本章学习，你认为与其他医事人员建立良好关系的关键环节是什么？

第五章　社区卫生保健和康复护理道德

知识要点

1. 突发公共卫生事件应急护理道德。
2. 预防接种和健康教育护理道德。
3. 社区保健和家庭病床护理道德。
4. 自我护理和康复护理道德。

案例

　　2003年初，在抗击"非典"疫情的过程中，无数医护工作者前赴后继，战斗在医疗救治前线，广州市第一人民医院的护士长张积慧就是其中的一位。她的《护士长日记——写在抗击"非典"的日子里》记录了"非典"临时病区医护人员面对疫情时英勇无畏的事迹及其心路历程。4月，在病区坚守了两个月的张积慧在工作间隙接受了中央电视台《面对面》栏目的专访。当主持人问她："当接到上级的指示后，你有没有想过不去或设法推脱？"她斩钉截铁地回答："没有！因为我觉得那是我的职责！"但是，并不是所有的医护人员都是这样，如北京中医医院的一名护师，在防治"非典"的工作中临阵脱逃，被开除党籍、解除聘用合同，并被取消了护士职业资格。

　　结合上述案例，请谈谈护士在突发公共卫生事件中应该遵循的道德规范是什么？

　　随着现代医学模式的转变和护理学的不断发展，护理实践范围已从医院逐步扩展到了家庭和社区。护理人员不仅要对患者及所患疾病负责，还必须向个人、家庭以及社区提供全方位的健康服务。探讨突发公共卫生事件的应急护理、预防接种、健康教育、社区保健、家庭病床、自我护理和康复等方面的护理伦理问题，对于护士做好社区卫生服务工作有着极其重要的意义。

第一节　突发公共卫生事件应急护理道德

一、突发公共卫生事件及护理人员的责任

（一）突发公共卫生事件的概念

近些年，我国各地频繁发生各类自然灾害、人为事故等突发事件。突发公共卫生事件是突发事件中的一种特殊类型。突发公共卫生事件直接关系到公众的健康、经济的发展和社会的安定，日益成为社会普遍关注的热点问题。2007 年 11 月我国颁布实施了《中华人民共和国突发事件应对法》，其中规定：突发公共卫生事件是指已经发生或者可能发生的、对公众健康造成或者可能造成重大损失的传染病疫情和不明原因的群体性疫病，涉及人数众多的重大食物中毒和职业中毒事件，以及其他危害公共健康的突发公共事件。

（二）突发公共卫生事件应急护理的特点

1. 社会性　突发公共卫生事件发生后，往往造成人们的心理恐慌，若处置不当，不仅会使损失扩大，而且还会引发社会问题，对人们的日常生活、工作秩序和社会稳定带来深远的负面影响。如 SARS 危机就是一场突如其来的公共卫生事件，不仅造成了人员伤亡，严重威胁民众的生命健康，还影响了当时国内的经济、政治、外交等多个领域。

2. 群体性　突发公共卫生事件中受灾遇难的人数往往比较多，呈群体性，涉及面较广。如 2008 年汶川大地震造成数万人死亡；2009 年甲型 H1N1 流感爆发造成中国数十万人感染；2011 年日本福岛地震引发海啸导致上万人遇难，数万人失踪。

3. 风险性　突发公共卫生事件的处理具有风险性。突发公共卫生事件发生后，医生护士往往是最先进入现场救援的工作人员之一，而无论是中毒、疫情、安全事故还是群体性不明原因的疾病，直接接触现场都是一件具有危险性的工作。如在 2003 年抗击"非典"的过程中，多名医护人员都献出了宝贵的生命。

4. 时间性　突发公共卫生事件具有突发性和随机性的特点。突发公共卫生事件发生时，人们往往毫无防备，人员伤亡发生的时间集中，数量大，而且病情、伤情、疫情普遍严重，急需快速做出决策、紧急救治、及时到现场控制并进行有效预测。救治是否及时、准确，不仅影响伤病员的安危和高危人群的健康，而且也关系到社会的安定。

5. 协作性　突发公共卫生事件的处理需要在政府的领导下，由多部门、多专业相互支持和协作共同完成。在突发公共卫生事件的应急处理中，护士不仅要面临现场抢救和控制的紧急任务，还有大量的需要协调合作者以及诸多部门的工作，如转运救治、善后处理等。护士必须组织协调好突发公共卫生事件中的各项护理工作，与各部门及其他专业人员有效合作，当本地力量与技术有限时，积极争取周边地区和国家的援助也是十分必要的。

6. 责任性　突发公共卫生事件的现场情况往往瞬息万变，异常复杂。在突发公共卫生事件中，受害人员的医疗救护、现场控制等一系列措施，是突发公共卫生事件应急

处理的重点。由于突发公共卫生事件环境严峻、险恶，工作条件异常艰苦和复杂，护理工作任务艰巨、责任重大。护士应坚持科学原则，采取正确的应对措施，遵守操作规程和规章制度。反之，由于违法违规、责任心不强等渎职行为，容易造成严重的后果，应追究相应的法律责任。

（三）突发公共卫生事件中护理人员的责任

公共卫生组织包括卫生行政管理当局和公共医疗机构以及医务人员，均应承担起保护公众身体健康的职责，承担起治病救人的专业责任，这是职业伦理的底线要求。

突发公共卫生事件发生前要积极预防。护理人员应注意提高全社会对突发公共卫生事件的防范意识，落实各项防范措施。相关的医疗机构也应做好人员、技术、物资的应急储备工作，制订并不断完善各级、各部门突发公共卫生事件的应急预案。护理人员应积极参与防范和处理突发公共卫生事件的培训，重视对公众的公共卫生和自我保健意识的宣传和教育，预防疾病的发生和流行。只有积极预防、常备不懈，才能真正减少突发公共卫生事件的负面影响。

突发公共卫生事件发生时要积极抢救。当发生严重威胁公众生命安全的突发公共卫生事件时，护士应当服从突发事件应急处理指挥部的统一指挥，相互配合、协作，奔赴现场救治伤病员、进行公共卫生管理、稳定群众情绪，以控制突发公共卫生事件的扩散蔓延。对发生自然灾害、公共卫生事件等严重威胁公众生命健康的突发事件，不服从安排，拒绝参加医疗救护的护士，相关卫生行政部门可根据情节严重程度，给予警告、暂停执业活动或吊销护士执业证书。

突发公共卫生事件发生后要妥善处理。突发公共卫生事件平息后，护士应与其他医疗机构人员相互协作，尽快恢复和重建遭受破坏的卫生设施，提供正常的医疗卫生服务；做好受灾群众中伤病员的躯体康复工作，预防并处理受灾群众的心理疾患；各相关部门应集中力量开展相关的科研工作，明确事件发生的原因和危险因素，制定有效的控制措施，为日后预防和控制类似突发公共卫生事件提供科学依据和技术保障。

二、突发公共卫生事件应急护理道德规范

（一）集体第一，兼顾个人

社会主义的集体原则认为集体利益与个人利益是辩证统一的关系，且集体利益高于个人利益，必要时个人应为集体利益做出不同程度的牺牲。在突发公共卫生事件中，为了保全社会大众的最大利益，最大限度地防止灾害事件的扩大，个人可能需要放弃或者牺牲自己的一部分利益，护理人员即使在自身安全受到威胁，个人身体遭受磨难的情况下，也不能忘记自己肩负的救死扶伤的神圣使命，要始终把患者和广大人民群众的生命安危放在首位，自觉地接受和配合有关部门采取的必要紧急措施。在任何情况下，都要敢于担风险，敢于负责任，富有自我牺牲的奉献精神。

在保障患者利益的同时，护士也要做好自我防护，避免因本职工作而导致身心健康

问题，或者其他方面的损失。医护人员是突发公共卫生事件应急处理的主力军，在应对过程中承担着极大的风险。如果医护人员的身心体健康因职务行为而受损，全社会将失去有效的防护机制，这也是对全社会的保护。

（二）保护生命，严谨认真

突发公共卫生事件发生时，往往会在短时间内出现大批的伤病员，在紧张的救治工作中不仅要求护士技术精湛，而且要临危不乱、头脑清醒、动作敏捷，及时妥善处理各种突发事件。各级护士要有高度的责任心和严谨的态度，科学预测患者在整个救治和护理过程中可能发生的情况，使不良反应在最初阶段得到处理，同时也要在广大群众中进行防治疾病科学知识的宣传，使广大群众都能以科学的态度对待疾病，以科学的方法提高自我保护能力。

（三）密切配合，团结协作

突发公共卫生事件的应对处置是一项复杂的社会工程，需要各部门之间的相互支持、协调和公共处理。因此在应急处置中，护士要本着对患者负责、对公众负责、对社会负责的态度，与各部门及其他专业人员密切合作、团结一心，共同应对突发公共卫生事件。在任何环节，都不能发生相互推诿、敷衍的不道德行为。

（四）救死扶伤，敬业奉献

在突发公共卫生事件的应对处理中，护士往往身处危险、艰苦的工作和生活环境中，有时甚至生命安全都要受到威胁。在抢救现场，护士要勇于克服困难，充分发挥自己的专业技能和聪明才智，最大限度地挽救和护理患者，始终把患者和广大人民群众的生命安危放在首位。任何背离医护人员的崇高职责，贪生怕死，害怕自己受感染，遗弃伤病员或人为延误救治的行为都是不道德的。

第二节　预防接种和健康教育道德

案例

广州市的刘女士带着自己4个月的孩子去某社区卫生服务中心接种百白破疫苗，接诊护士小邓则向她推荐五联疫苗。小邓告诉刘女士："五联疫苗是进口疫苗，可以同时预防脊髓灰质炎、百日咳、白喉、破伤风和B型流感嗜血杆菌等五种疾病，减少孩子因注射引起的疼痛次数，节省家长多次往返接种点的时间，省时又安心……"给孩子接种后刘女士才被告知五联疫苗是自费疫苗，一针798元。尽管刘女士非常生气，但不得不付了"高价"疫苗费。请对护士小邓的行为进行伦理分析。

一、预防接种及其护理道德规范

（一）预防接种概述

预防接种是把疫苗（用人工培育并经过处理的病菌、病毒等）接种在健康人的身体内使人在不发病的情况下产生抗体，获得特异性免疫的方法。

预防接种要根据疾病预防控制规划，按照国家和省级规定的免疫程序，由合格的接种单位和接种人员给适宜的接种对象进行疫苗接种，以提高人群免疫水平，从而达到预防和控制针对传染病发生和流行的目的。预防接种是社区卫生服务中心的主要工作之一。社区卫生服务中心为满足社区儿童需求，备有多种疫苗，例如：接种卡介苗预防肺结核、种痘预防天花等。

（二）预防接种的护理道德规范

1. 满腔热情，认真负责　"预防为主"是我国卫生工作的重要方针之一，对全社会的人群身心健康负责是预防保健者工作的道德核心。正确的预防接种是预防和控制传染病发生的重要措施之一。由于预防接种的对象往往是健康人，人们不容易看到效果，因此有些人对预防接种并不重视。在民众不理解、不配合的时候，护士要以诚恳的态度耐心进行劝导，使民众正确认识预防接种的重要性。

预防接种工作要求护士坚持树立群众第一，服务第一的理念，主动上门服务。严格执行计划免疫操作程序，实行规范化管理认真学习卫生部出台的预防接种工作规范，在预防接种业务理论知识和实践操作技能上狠下工夫，不断提高技术水平，严格执行免疫接种程序、疫苗使用指导原则、接种方案和安全接种的有关规定。牢固树立以预防接种对象为中心的思想，想方设法为接种对象服务。

2. 尊重科学，严谨求实　在预防接种工作中，护士要具备科学的态度和严谨求实的工作作风。护士要根据传染病的特点选择接种对象，按照国家规定的主动免疫规程进行接种。接种前护士应严格掌握各类生物制品的接种方法，正确把握接种部位、剂量、途径、禁忌证及注意事项，以科学的态度和方法进行接种，接种后留观 20～30 分钟，并向照顾者宣传计划免疫有关知识，预约下次接种时间，如实记录和反映疫苗的使用情况以及接种反应，预防接种资料应由专人管理，规范分类存档。不可因经济利益鼓励不需要接种的人进行接种，更不能诱导或强迫服务对象选择价格高的疫苗。

3. 团结一致，相互协作　预防接种不但是对个人负责，也是对全社会负责。预防接种工作需要医护人员与相关部门的工作人员共同参与，团结协作，才能取得良好的效果。因此护士需要顾全大局，做到任劳任怨、淡泊名利、无私奉献。

二、健康教育及其道德规范

（一）健康教育概述

健康教育是指通过有计划、有组织、有系统的社会教育活动，使人们自觉地采纳有益于健康的行为和生活方式，消除或减轻影响健康的危险因素，预防疾病，促进健康，提高生活质量，并对教育效果作出评价。

健康教育的核心是教育人们树立健康意识，促使人们改变不健康的行为生活方式，养成良好的行为生活方式，以降低或消除影响健康的危险因素。通过健康教育，能帮助人们了解哪些行为是影响健康的，并能自觉地选择有益于健康的行为生活方式。其目的是：增强人们的健康，使个人和群体实现健康的目的；提高和维护健康水平；预防非正常死亡、疾病和残疾的发生；改善人际关系，增强人们的自我保健能力，使其破除迷信，摒弃陋习，养成良好的卫生习惯，倡导文明、健康、科学的生活方式。

（二）健康教育的护理道德规范

1. 坚持人人健康、人人参与的原则，自觉履行健康责任　随着社会经济和医疗保健的进步与发展，工业化、城镇化、生态环境变化以及生活方式的改变，人类社会的疾病谱和死亡谱发生了显著变化，目前导致人类死亡的疾病已由传染病为主转变成慢性非传染病为主，而这类疾病的影响因素主要是行为、生活方式、环境、生物因素和卫生服务。每个人的行为都会影响到周围其他人的健康，每个人也都对自己的健康负有责任。

健康教育是社区卫生服务"六位一体"（预防、医疗、保健、康复、健康教育、计划生育技术指导）的重要内容。护士必须树立"大卫生观"，贯彻以预防为主的方针，把增进人群健康作为自己的道德责任。应充分认识到健康是每个人的权利，要以所有人的健康为己任，自觉履行健康道德义务，逐步满足人民群众的生理、心理、社会等各个方面的健康护理需要。通过自己的工作，开展有利于人民群众身心健康的活动，使他们都来关心健康、维护健康。进而提高全人类的健康水平。

2. 坚持科学态度，不断完善知识结构　健康教育是一项长期、持续的工作，健康教育的内容必须科学严谨、实事求是。护士要首先树立新的健康观，把人的健康与生物、心理以及社会等因素联系起来。其次，要通过持续的学习和继续教育，维持、促进和拓展自己的专业能力。要以科学的观点，运用新的理论和知识去解释客观现象。不能向民众传播缺乏科学性的知识，更不能为了追求经济利益而片面地歪曲或夸大某些药物、疗法或仪器的实际疗效。

3. 坚持以人为本，尊重服务对象　护士要树立以人为本的服务理念，尊重服务对象。由于每个人的生活行为方式要受其生活环境、价值观念、生活质量等多种因素的影响，因此在健康教育过程中，要充分考虑到传统观念、社会、心理、宗教和文化等多种影响因素，尊重服务对象的选择，避免简单、粗暴的干预方式。改变人们的不良生活行为方式，往往需要通过长期的耐心、细致、反复的教育活动才能达到预期效果。

4. 坚持以基层为重点，普及健康知识　我国长期以来的医疗卫生服务重点是基层和农村，因此护理人员应积极参加农村和基层初级卫生保健工作，并把健康教育作为重要内容。健康教育过程中，医护人员要从自身做起，倡导健康文明行为，形成良好的生活行为方式，同时采取民众喜爱的传播方式宣传健康知识与技能。虽然改革开放以来，我国的基层和农村医疗卫生水平有了很大提高，但部分地区的社区居民、农村群众的卫生保健意识以及知识水平还是较低，所以护理人员要积极面向广大农村和基层民众，宣传和普及卫生常识，帮助农村群众提高自我保健意识。

第三节　社区保健和家庭病床护理道德

一、社区保健及其护理道德规范

（一）社区保健概述

社区保健是指从人群健康的新概念出发，研究人群健康、疾病与环境、生活方式等因素的关系，对个体和群体采取预防与保健相结合的综合性措施，控制影响健康的因素，提高环境质量与生活质量，以达到保护健康、促进健康、预防疾病和延长寿命目的的活动。

（二）社区保健的特点

1. 以健康为中心　健康的内涵是指身体健康、心理健康、社会适应良好和道德健康。在社会经济快速发展的今天，社区保健必须是以人为中心，以健康为中心，而不是以病人为中心，更不是以疾病为中心。

2. 以人群为对象　社区保健与临床医疗最主要的区别就在于服务对象，医疗服务对象是患者，而社区保健服务是针对社区内所有的居民，包括健康人群、高危人群、患病人群、老年人、儿童、妇女等，其重点服务对象是妇女、儿童、老年人、慢性病患者、残疾人和精神病患者。

3. 以家庭为单位　家庭是构成社会的基本单位。家庭成员有着相似的生活方式、居住环境、卫生习惯，在健康问题上也存在着相似的危险因素。因此，家庭成员中任何一个人的健康问题都可能通过遗传、日常生活接触、生活习惯、感情等途径影响家庭中其他成员的健康，甚至影响整个家庭的功能。因此，社区保健首先要从家庭做起，才能为患者及其家庭乃至社区提供完整的保健服务。

4. 提供全方位的卫生服务　在社区范围内，不分种族、信仰、文化、社会阶层，不分年龄、性别、疾病种类，通过连续观察个人、家庭和社区的健康状况及健康问题的演变过程，可以全面评价影响个人、家庭及社区的健康危险因素。服务层面涉及生物、心理、社会文化各领域；始于生命准备阶段，直到生命结束，覆盖生命整个周期以及疾病发生、发展的全过程。因此，社区保健能为个人、家庭、社区制定和执行最佳的社区保健计划，并结合日常诊疗活动，实现预防、医疗、保健、康复、健康教育和计划生育"六位一体"。并且能充分利用医疗卫生部门、家庭及社区等方面的资源，给患者精神上的支持和经济上的帮助。

（三）社区保健的护理道德规范

1. 爱岗敬业，无私奉献　社区保健以预防为主，而预防工作的效果具有滞后性，不像在医院里治疗或手术后能立刻看到效果，常常会使民众对社区保健工作产生误解，有时甚至会遇到冷言冷语、不配合的情况。因此，护理人员应具备不怕苦、不怕累、任劳任怨的无私奉献精神，同时要充分认识到保健工作的重要性，热爱所从事的专业，树立职业理想，强化职业责任，以饱满的工作热情和敬业精神投入到社区保健事业中去。

2. 热情服务，平等待人 社区保健对象有着不同的社会分工和社会地位，其文化、道德水平以及对保健工作的认识等也都有很大差异，护理人员要尊重每一位服务对象的享有卫生保健的权利，无论地位高低、权力大小、关系亲疏、相貌美丑或不同的民族、宗教、信仰等均应一视同仁，平等对待，文明礼貌、热情服务，主动帮助服务对象解决各种问题，在医疗条件许可且能力所及的情况下满足其合理的要求。

3. 严于律己，强调慎独 社区保健工作直接关系到人民的健康，必须以科学的态度认真对待，护士要加强自律，严格执行各项规章制度，杜绝差错事故。社区护理人员常常需要单独执行任务，许多工作需要自己把握，因此，如何坚持较高的职业道德标准，坚持高尚的道德追求；在无人监督的情况下，一丝不苟，做到慎独；在繁琐、具体、紧张的工作中坚持耐心、认真、细致地完成任务，这些都有赖于较高的思想觉悟、高尚的道德情操以及很强的道德实践能力。

二、家庭病床护理及其道德规范

（一）家庭病床概述

家庭病床是以家庭作为护理场所，选择适宜在家庭环境下进行医疗或康复的病种，让患者在熟悉的环境中接受医疗和护理，既有利于促进病员的康复，又可减轻患者的家庭经济和人力负担。尤其是对于一些慢性患者来说，更是在很大程度上解决了他们"住院贵"的问题，因而受到广泛的赞同。家庭病床的建立使医务人员走出医院大门，最大限度地满足社会医疗护理要求，服务的内容也日益扩大，包括疾病普查，健康教育与咨询，预防和控制疾病发生发展；从治疗扩大到预防，从医院内扩大到医院外，形成了一个综合的医疗护理体系；家庭病床是顺应社会发展而出现的一种新的医疗护理形式。

> **知识链接**
>
> 家庭病床在我国开始于 20 世纪 50 年代中期，1984 年卫生部制定了《家庭病床暂行工作条例》，使家庭病床管理步入了规范轨道。2010 年上海市卫生局发布了上海市地方标准《家庭病床服务规范》，对家庭病床服务的定义、收治范围、服务项目、常用器材配置、建床、查床、撤床及护理等作出了具体的规定，对家庭病床病历书写规范也作了相应的要求。

（二）家庭病床护理工作的特点

1. 工作范围全面 家庭病床护理要根据患者的病情需要及个体需求，提供综合性、连续性、专业性的健康照顾服务。与医院病房的护理工作相比，家庭病床面临各种各样的综合性问题，患者病种复杂，对患者的护理不分科，轻重患者都有，护士除了执行医嘱，做好必要的辅助治疗和基础护理服务外，还要开展家庭保健、家庭护理指导、家庭健康教育与咨询以及康复护理等服务，做好他们的心理护理和卫生宣教工作。对患者家属可以配合做的简单操作，护士要进行示教并教会他们。要善于根据病情的发生、发展进行动态观察，预防并发症的发生，遇到紧急情况或病情突变能应急处理。

2. 护患关系密切 家庭病床的护理工作要求护士与患者密切接触，建立家庭病例，送医送药上门服务，这也使得护士能够更加详细地了解患者的既往史、现病史、家庭生活环境以及生活习惯，从而更好地进行评估、诊断、制定护理计划，向患者和家属提供全身心的整体护理。在与患者的密切接触中，护士还要与患者的家属建立相互信任、相互合作的良好关系。良好的护患关系，不仅可以提高患者的依从性，更有利于护士开展心理疏导和心理教育，使护理工作更加有效、及时和周到。家庭病床体现了护士全心全意为人民健康服务的根本宗旨，也表现了护士"上门服务、认真尽责"的高尚情操。

（三）家庭病床的护理道德

1. 尊重患者，一视同仁 在家庭病床工作中，要以患者的利益为主，不能因患者的社会地位、经济条件、职业、信仰、文化程度及家庭生活方式、居住条件、卫生状况、距离远近不同而给予不同的护理，对待每一位患者应该一视同仁。体谅和理解患者因受疾病痛苦而出现的急躁或冷漠等不配合的行为，向患者作耐心的解释和心理疏导。尊重患者的人格，保护患者的利益。

2. 诚实守信，及时服务 家庭病床的患者居住分散，远近不一，不便集中管理，护士必须认真做好服务次序和时间安排，遵守诺言，按时服务，不能以天气、交通、通讯等理由延误治疗和护理。护士要把患者的健康利益放在首位，为患者着想，严格执行护理计划，遵守信誉至上的原则，体现全心全意为患者服务的高尚品德。

3. 谨言慎行，保守秘密 家庭病床的很多患者由于长期受病痛折磨，容易出现消极情绪，护理人员要关怀、体贴患者，注重与患者及其家人的沟通，随时注意患者的情绪变化，发现问题，及时开导，避免刺激性语言和消极的暗示性语言。提供家庭病床的护理人员深入到患者家中服务，不可避免地会接触到患者本人或其家庭中的隐私。护理人员应尊重服务对象的个人隐私，保守秘密，不能随便发表评论，更不要参与患者家庭内部的矛盾。

4. 自律慎独，优质服务 家庭病床独特的服务方式，使得护理人员单独处理问题的机会较多，因此，这就需要护理人员在道德修养上要自律慎独、忠于职守、秉公办事，做到自觉遵守各项规章制度和操作规程。同时学习多学科的知识，如心理学、社会学、预防医学等，并在日常的工作中积累经验，不断提高自己的业务水平，为患者及其家庭提供优质的服务。

第四节 自我护理和康复护理道德

一、自我护理及其道德规范

（一）自我护理概述

自我护理又称自理，是现代护理学中的一个新概念。自理的定义可理解为：人为了自己的生存、健康及舒适，所进行的自我实践活动。自理的职能是维持自身生存、健康及预防疾病。患病时的自理职能，又增加了自我诊断、自我治疗及与保健有关的自我照料的内容。自理理论认为，护理工作的目的，就是帮助病人自理，从而增进健康，促进疾病痊愈。护士的职能，就是增强病人的自理能力，给予病人具体详细的指导，激发病人的主观能动性，使之产生自理的信心和行为。

（二）自我护理的道德规范

1. 遵循个体化原则 确立自护程序要从服务对象的生理、心理和社会实际情况出发，正确估计、因人而异、区别对待、分级恰当。护理人员应以严谨的态度，认真细致地收集服务对象的各种资料，并作出具体的综合分析，使护理计划中的诊断切合服务对象的实际，以便取得自我护理的满意效果。对于高龄、极度衰弱、危重患者，要设法保存他们的精力和体力，而不勉强他们去从事力不能及的活动。正确判断患者的自护能力，针对他们的具体情况，调节自护能力训练的内容和方法，开展有个体特征的自护活动，这是护理人员责任的升华。

2. 维护服务对象的尊严 护士制定护理计划时，即使患者病情危重不能合作，也要向患者或其家属解释说明疾病的发展和转归情况，介绍治疗和自我护理的方法及目的，听取他们的意见，并给予考虑的时间。这是对患者权利和责任的尊重，是对他们人格和价值的尊重。听取和尊重服务对象的意见，还能够更好地纠正护理评估中不周全的地方，避免某些偏倚现象的发生，使他们在护理程序中，主动予以配合。

3. 保持高度负责的精神 患者是自我护理的主体，护理人员在其中起主导作用，其伦理学意义使得护理人员的道德责任加重了，而不是使不负责任合法化了。宁肯自己做，迅速完成护理任务，也不愿教给患者自主操作，是一种不负责任的行为。错误地认为自我护理，是减轻工作量，一切可交给患者自己去做，患者不能胜任，则要求其家属代理，这也是一种推卸责任的不道德行为。自我护理是对患者、家庭以及社会的全面且高度的负责。护理工作的主要作用，在于估计服务对象的自护能力，一旦发现问题，就要提出具体干预和调整的措施，尤其要预先估计到各种意外事件发生的可能性，以高度负责的精神，采取有效的防范措施。这样才能真正帮助患者通过自护活动，弥补体力、意志、知识的不足，逐步恢复自主生活，适应社会需要。

二、康复护理及其道德规范

（一）康复护理概述

康复是指综合地、协调地应用医学、社会、教育、职业等措施，对残疾者进行训练和再训练，减轻致残因素造成的不便，以尽量提高其活动能力，达到基本生活能自理、重新参加社会活动等效果的医疗活动。

康复护理是在总体的康复医疗计划下，为达到全面康复的目标，与其他康复专业人员共同协作，对残疾人、老年患者、慢性病并伴有功能障碍者进行适合康复医学要求的专门护理和各种专门的功能训练，以预防并发症的发生和发展，预防继发性残疾，减轻残疾，从而达到最大程度的康复，并使之重返社会。

知识链接

> 康复医学是一门新兴的学科，这一概念出现于 20 世纪中期。它是一门以消除和减轻人的功能障碍、弥补和重建人的功能缺失、设法改善和提高人的各方面的功能为目的的医学学科，即功能障碍的预防、诊断、康复评估、治疗、训练和处理的医学学科。体育医疗、运动训练是现代康复医学的重要内容和手段。

（二）康复护理的道德规范

1. 同情患者，尊重患者　伤残患者，由于身心残疾，不能享受正常人的生活和工作乐趣，他们不但在躯体上痛苦不堪，在精神和心理上也备受煎熬，往往容易出现焦虑、抑郁、恐惧、痛恨、愤怒、烦躁不安等情绪反应，继而出现孤独感和自卑感，甚至导致人格障碍或神经症，丧失了对生活的勇气和信心，对周围人们的言语和态度也十分敏感。因此，在康复治疗护理过程中，护理人员应充分理解、同情他们，随时掌握他们的心理动态，及时做好心理护理。尊重他们的人格、权利，以文明的语言，诚挚的态度，尽量满足其生理、心理需求，切不可怠慢、冷落、鄙视、嘲笑甚至歧视他们；同时要通过多种方式宣传《残疾人保障法》，让民众都来关爱和支持残疾人群体，使伤残患者成为社会平等的一员，给予他们生活的勇气和信心。

2. 热心帮助，认真负责　康复患者因性别、年龄、职业、心理状态、性格及伤残程度各不相同，对他们的康复护理也就必须因人而异。大多数伤残患者不能完全自理，有的甚至连穿衣、洗脸、漱口、吃饭、大小便、读书看报等日常小事也都有困难。这就要求护理人员必须具有强烈的责任感，要关心体贴他们，任劳任怨，勇于奉献，热情地帮助他们解决实际问题。除做好日常生活护理外，还要有针对性地做好心理护理，同时根据不同的伤残程度、部位、特点进行生活护理和自理能力训练，训练中要仔细认真，耐心引导；鼓励患者利用特殊才能去适应社会需要，为社会作贡献等，从而使伤残者感到温暖和慰藉，增强其康复信心，共同完成康复护理任务。

3. 谨慎周密，精益求精 由于患者康复过程时间较长，显效也比较缓慢，这就决定了功能训练及日常生活能力的训练是长期而持久的工作，因此护士必须要有高度的责任心和稳定的情绪，在帮助伤残者康复时，做好示范、细心照顾、循序渐进，恢复一项巩固一项，不可操之过急，更不能显露出信心不足的情绪，否则会影响伤残者早日康复，甚至会出现失误而使残疾加重或出现新的伤残。为了更好地为康复患者服务，护理人员必须在业务上努力进取，加强康复医学知识的学习，熟练掌握各项康复护理技术，了解康复患者的特点和护理规律，不断总结护理经验。

思 考 题

1. 简述突发公共卫生事件应急护理道德规范。
2. 简述健康教育的目的及道德要求。
3. 简述家庭病床护理的道德要求。
4. 简述康复护理的定义及道德要求。

第六章　基础护理、整体护理和心理护理道德

知识要点

1. 基础护理、整体护理和心理护理的概念。
2. 基础护理、整体护理和心理护理的道德规范。
3. 基础护理、整体护理和心理护理的特点和意义。

案例

患者赵某，女，34岁。诊断为结核性缩窄性心包炎，准备手术。术后住抢救室，特护，病情稳定，用洋地黄类药物控制心力衰竭。术后第三天（星期日），夜班主治医师 A 于下午5：00 打电话给白班医师 B，告知其自己因个人有事晚到一会儿，并说："你可以按时下班，有事请骨科值班医师 C 照顾一下。"医师 B 下班前告诉护士，如病情不好，脉搏超过120次/分，可以给西地兰0.2mg，有事可找医师 C。晚6：30，患者自觉心慌，脉搏100次/分，护士给西地兰0.2mg 静脉推注。晚7：30 憋气加重，血压90/70mmHg、脉搏140次/分，中心静脉压14mmHg，护士在没有正式医嘱的情况下，经静脉注射西地兰0.2mg。晚9：30 症状加重，呼吸表浅、减慢，面色发绀，血压测不到，护士又经静脉注射西地兰0.4mg，并请医生抢救。当医师 A 赶到时正在抢救之中，晚10：30 抢救无效死亡。请对该案中三个医师和值班护士的做法进行伦理分析。

护理工作是医疗卫生事业的重要组成部分，它具有严格的科学性、广泛的服务性、很高的艺术性、极强的协调性等特点。护理工作方式常规上一般分为基础护理和专科护理。随着社会的进步、科技的发展、文化与经济的繁荣，生物医学模式向生物－心理－社会医学模式转变，相应的护理模式也由传统的以"病"为中心的护理模式转向以"人"为中心的整体护理。

第一节　基础护理道德

基础护理是护理工作的重要组成部分。在临床进行护理质量评比时，基础护理工作

要占很大比重。基础护理工作的好坏，除了与护理人员具备的相关理论知识和技能紧密相关外，还与护理人员的思想道德境界有着密切关系，因此，护理人员从事基础护理工作，都必须重视伦理道德修养。基础护理以护理学的基本理论、基本知识和基本技能为基础，结合患者生理、心理特点和治疗康复要求，满足患者的基本生活需要和治疗需要。南丁格尔所著的《护理札记》是一本蕴含丰富护理伦理思想的巨著，其中有许多关于基础护理的论述，体现出对患者的关爱。南丁格尔提出，护理的第一条规则是"让屋内的空气尽量清新一些"。她还提出，患者因为通风感冒了，是谁的责任？如果患者刚睡着被吵醒，是非常不好的，尤其对于那些睡眠不好的患者更是如此。从南丁格尔的字里行间可以看出，这些基础护理工作本身蕴含了丰富的伦理理念。

一、基础护理的含义、特点和意义

（一）基础护理的含义

基础护理是以病人为中心，针对复杂的致病因素和疾病本身的特异性导致的病人在生理功能、机体代谢、形体和心理状态等方面的异常变化，采取相应的科学护理对策，帮助或指导病人解除由于这些变化而带来的痛苦和不适应，使之处于协调、适应的最佳身心状态，促进病人恢复健康。

基础护理内容包括：了解机体生理、心理信息，监测体温、脉搏、呼吸、血压等生命体征的变化；维持患者身体的清洁、舒适，排除物理、化学、生物等有害因子对机体的侵袭，保证治疗护理安全；合理调配营养及膳食；改善机体的循环和代谢，及时妥善地处理机体的排泄物；保持重症患者合理、舒适的卧位，适时更换体位，预防发生褥疮；改善患者的休息环境和条件，促进其睡眠；进行心理疏导，使之保持良好的精神和心理状态；指导功能锻炼，防止发生并发症，促进功能的恢复；协助执行治疗方案，配合医疗诊治工作，以娴熟的护理技术，解除患者疾苦；观察了解病情变化的信息和治疗效果，及时有效地配合急救处置；负责病区、病人管理，创造清洁、美观、安静、舒适、方便、有序的休养环境等。

（二）基础护理的特点

基础护理的特点是由护理内容和地位决定的，具体包括：

1. 经常性和周期性　基础护理的各项工作大多数是常规性工作，并以常规或制度的形式固定下来，而且在时间上都有明确的规定。如体温、脉搏、呼吸及血压的测量；药物的口服或注射；静脉输液及其他治疗的执行；标本的采集和送检；消毒灭菌；晨晚间护理等，多是周而复始地循环进行。

2. 连续性和程序性　基础护理工作昼夜 24 小时连续进行，护士通过口头交班、病床巡回交班及书写交班记录从而实现换班不停岗，时刻都不离开患者。其目的在于对患者的连续观察和了解，掌握患者的病情和心理的动态变化，及时地、有针对性地采取护理措施和向医生提供调整治疗计划的信息，以防止病情恶化，或遇到病情恶化时能及时进行抢救。

3. 整体性和协调性　为顺利完成对患者的护理任务，医护之间、护士之间、护士与其他科室医务人员之间相互配合、协调一致，这是提高基础护理质量的必要条件。在基础护理工作中，医护是一个整体。病房是患者住院接受诊治和医护人员开展诊治、护理的基本场所，基础护理不仅为患者提供便于医疗、休养的环境，而且还为医生提供诊治所必需的物质和技术协助，如医生需要的器械、敷料、仪器设备等大都由护士请领、保管和消毒，医疗计划和医嘱的落实也需护士协助操作或护士单独进行等。

4. 科学性和服务性　基础护理是以医学科学的理论为依据的，护士应科学地采取相应的护理措施才能满足患者的需要，以保证患者的尽快恢复。如给患者实施生活护理是依据疾病导致的生理变化的特定需求而进行的，它与照顾正常人的生活有着本质的不同。患者的睡眠、饮食、排泄、活动以及对病室的温度、光线、响声、安全防护等方面的要求，都有可能因病种、病情的不同而有相应的需求。但在实际工作中，由于人们认识的误区或由于护士紧缺等原因，有相当一部分基础护理工作交由患者家属来做，而家属的工作有可能使护理工作的科学性被忽视。因此，护士不应将基础护理工作交给家属来做，从而保证护理质量。

（三）基础护理的意义

1. 体现护理事业的崇高性　基础护理工作的内容非常广泛，覆盖了护理工作目标的四个方面：增进健康、预防疾病、恢复健康和减轻痛苦。做好基础护理工作，有利于提高护理质量，实现护理目标，体现对病人生命价值和权利的尊重。基础护理工作的井然有序，有条不紊，反映了一个医院的医疗、护理的高水平和良好的工作作风，并能给患者、家属、社会带来好的影响。在基础护理环节，科学地、精确地、连贯地完成各项护理内容，能够确保患者的治疗环境保持最佳水平，身心状态维持在最佳状态。基础护理能够使患者拥有一个良好的生活空间，为患者带来对未来美好生活的希望，所有这些都体现着护理事业的崇高性和伟大性。

2. 展示护士的天使风采　基础护理工作具体、实在而又琐碎、繁杂。患者的晨间、晚间护理，体温脉搏的测定，药物的口服和药剂的注射，静脉输液及其他治疗的执行，物品的请领，消毒及灭菌，血、尿便等标本的采留送检等等，无不体现着护士的忠于职守，较强的整体观念，较强的协调能力，广博的护理知识和精湛的护理技能，无不倾注着护士对患者的爱心，对生命的热爱，对事业的忠诚。基础护理工作平凡而伟大，在这平凡的工作中展示着护士崇高的天使形象。

二、基础护理的道德规范

基础护理的特点决定了基础护理是护理工作中最基本的带有奠基性的工作，完成这些工作应符合以下道德规范。

（一）提高认识，爱岗敬业

护士必须提高对基础护理的认识，认识到它是提高医疗护理质量的基础性工作，它虽然平凡但却是关系到患者生命安危的必要劳动。在提高认识的基础上，护士应忠心耿耿、兢兢业业、全身心投入到基础护理工作之中去。

热爱护理工作是从事基础护理的基本道德要求。一方面，只有热爱护理工作，才能理解护理工作的价值和意义，才能懂得为谁工作、为什么工作和怎样工作，从而真正爱护和尊重自己的工作对象，想其所想，急其所急，形成高尚的职业道德。另一方面，只有热爱护理工作，才能对搞好护理工作产生认同，从而积极地培养自己的良好品质，对工作认真负责，对技术精益求精，从而更好地满足患者的需要。

（二）热情周到，细心照料

患者入院后，首先接触的是护士，接触最多的也是护士。因此，护士的言谈举止对患者都会产生一种刺激，良好的刺激使患者得到安慰，有利于疾病转归。反之，可增加患者紧张恐惧心理，诱发疾病，加重病情。尤其是环境生疏，角色的易位，病情的折磨，常常使患者无所适从，这就需要护士热情主动地为患者提供服务，耐心地回答患者的询问，及时解决患者的生活困难。基础护理工作琐碎、繁重，关系到患者的方方面面，需要护士以关怀的态度、无私的奉献精神对待患者。一要树立关怀理念，二要理解关怀的内涵，三要学会关怀的技巧。从生理、心理、社会文化等各个角度关怀患者。

1. 满足患者的生活需要　对生活不能自理的患者，护士应及时为患者更换床单、被褥，协助患者洗头、理发、排便等。对危重患者及长期卧床的患者尤其要细心照料，适时帮助患者翻身、按摩、擦洗皮肤，防止发生褥疮或其他并发症。护士通过热情周到的服务，对护理工作做到精心、耐心，就一定能使患者感受到家一般的温暖，使治疗得到事半功倍的效果。基础护理质量可以反映护士的职业道德。基础护理中的生活护理，很容易被护士理解为"软指标"，认为做不做生活护理对治疗及疾病的康复没有直接影响，也不构成护理差错、缺陷，和输液、肌内注射等护理工作中的"硬件"相比，剪指甲、刮胡子被看成是小事，这些小事虽然不会对患者的生命安危起到直接的关键性作用，但却关系到护士的形象，影响医院的形象，影响护患关系，进而影响患者的治疗。护士的基本职责是"促进健康，预防疾病，协调康复和减轻患者的痛苦"，护士履行职责的过程，必须完成大量的细微的小事，完成与治疗息息相关的生活护理，使患者身心维持在治疗康复所需的最佳状态，提高患者的生存质量。

患者来医院就医，首先接触到的是医院的外部环境、基础设施等硬件，以及就医程序等软件，这些固然是患者关注的问题。但医护人员耐心细致的工作、良好的服务态度、无私的奉献精神，更是赢得患者信赖的重要因素。因此，临床实践中，要高度重视基础护理工作中的道德规范。

2. 满足患者的心理需要　人在患病后心理一般都会发生一些变化，如担心、恐惧、焦虑、多疑等，满足患者的心理需求，对患者进行精心的心理护理就成为重要的护理内容。护士在临床实践中必须具有怜悯同情之心，懂得换位思考，站在患者的立场，理解同情患者和家属的痛苦，学会耐心倾听，愿意花时间倾听对方的心声，让对方说出心里的感受，有的放矢地做好患者的心理疏导工作。这是帮助患者战胜疾病，重新燃起生活信念，提高患者生命质量和生存价值的重要工作。有一名战士，在军训中不慎摔伤颈椎而造成高位截瘫入院治疗。可以想象，从年纪轻轻、生龙活虎的军人，瞬间变成毫无自理能力、备受病痛折磨的患者，他的心理承受了多么巨大的打击。对于这样的患者，仅从生理、生活等方面进行护理是不够的，大量的心理护理工作不可或缺。

3. 满足患者的人格需要　每个人都有人格尊严，人格尊严的实现会给人带来精神上的满足。但是在患病期间，患者的尊严不可避免地会受到疾病的侵害，比如身体严重变形、全身插满治疗护理用的管子、不得不将个人隐私透漏给医护人员等，患者忍受着疾病给自己带来的精神折磨。护士在基础护理工作中，一方面要努力减轻患者的身心痛苦，促进患者的精神愉悦；另一方面要懂得尊重患者，一要和患者建立平等的护患关系，二要尊重患者的权利，三要注意保护患者的隐私。

知识链接

人格权是作为民事主体必备的、以人格利益为内容，并为法律所承认和保护的民事权利。

人格权具体包括：生命权、身体权、健康权、人身自由权、隐私权、名誉权、荣誉权、名称权、姓名权、肖像权等。我国宪法明确规定，公民的人格尊严不受侵犯，禁止以任何方法对公民进行侮辱、诽谤和诬告陷害。

（三）认真检测，细心观察

护士的基本任务是正确监测患者的生命体征和生理信息，观察患者病情变化。患者入院后，护士要及时正确地为患者测量体温、脉搏、呼吸、血压、大小便等方面的情况，认真做好记录，以便客观地反映病情的发展和预后，帮助医生做出正确判断，为治疗和护理提供可靠依据。护士在做好监测工作的同时，还要细心观察患者其他方面的变化，如饮食、语言、体位、情绪、神志方面的反应，发现异常，及时报告主治医师，或当即采取处理措施。

（四）规范操作，严防事故

护士在技术操作中，必须严格操作规程，做到"三查七对"，慎之又慎。一切草率从事、不遵守操作规程的行为，都是缺乏道德责任的表现，也是造成护理事故的直接根源。因此护理道德要求护士在发药、打针和其他护理操作方面，都要熟知操作目的、步骤、注意事项、可能发生的问题及一旦出现问题应采取哪些必要的措施等，尽可能使操作一次成功、有效。做到工作中自觉规范，一丝不苟，真正从思想上、行动上把患者当作亲人。

很多情况下，患者因为缺乏相关的医学知识，或出于方便等因素的考虑，可能会向护士提出一些关于操作的不合理要求。如果是有危险的护理操作，即便是熟悉的患者，护士也不应该碍于情面，更不能有侥幸心理，而应该坚持原则，向患者说明情况，解释劝阻。

知识链接

"三查七对"："三查"即操作前查、操作中查、操作后查，三查内容有：查药品的有效期，配伍禁忌，查药品有无变质、浑浊，查药品的安瓿有无破损，瓶盖有无松动。"七对"即对床号、对姓名、对药名、对剂量、对时间、对浓度、对方法。

（五）采集标本，及时准确

在临床治疗中，采集患者标本和送检、结果分析对诊断疾病具有重要意义。护士采集的标本有：患者的排泄物（尿、大便）、分泌物（痰、脓液等）、血液、体液（腹水、胸水）、呕吐物以及脱落的细胞等。在标本采集过程中，护士要严格遵照医嘱，及时准确地送检标本，切不可粗心大意，张冠李戴，造成混乱，酿成差错事故。

（六）合理饮食，指导锻炼

饮食对患者康复至关重要，护士应根据治疗要求，对不同的患者安排不同的饮食。如对甲亢、烧伤、持续高烧的患者，要给予高热量的饮食；对结核、严重贫血的患者，要给予高蛋白饮食；对急性肾炎、尿毒症、肝昏迷的患者，应给予低蛋白饮食；而糖尿病的患者则要限制糖的摄入等。对不能自动进食的患者，要选择适当的喂食方式帮助患者进食，不管是经口鼻或造瘘等方式进食，都必须精心护理，耐心指导。对有活动能力的患者，护士要根据治疗需要，帮助患者选择适当的锻炼方式，如散步、静坐、气功等，积极开展体育锻炼，使其增强治疗疾病、恢复健康的信心。

（七）团结合作，协调一致

护理工作本身是一项协同性很强的工作。护士之间不仅要团结合作，协调一致，还要与医生及其他有关人员搞好团结协作，才能做好护理工作。首先，护士要尊重医生，在基础护理中与医生默契配合，既要主动、诚恳、友好地互相配合、协调一致地为患者诊治和护理，又不要过分地依赖医生而把自己置于被动从属地位。其次，护士与其他科室的工作人员也要团结协作，接洽工作时应平等友善待人，遇到困难和问题时，切记不要以患者为借口而盛气凌人，即使患者急需也要通过共同商议来寻求解决办法。再次，要加强与患者家属的联系，取得家属的配合和支持，以促进患者的早日康复。

第二节　整体护理道德

一、整体护理的含义、特点和意义

（一）整体护理的含义

整体护理是以患者为中心，以现代护理观为指导，以护理程序为框架和核心，将护理临床业务和护理管理的各个环节系统化的一种护理工作模式。整体护理的理论基础是健康观念的转变、疾病谱的变化、医学模式的转变。整体护理的目标是根据人的生理、心理、社会、文化、精神等多方面的需要，提供适合人的最佳护理。

整体护理的"整体"可以从三个方面进行理解：

整体护理强调人的整体性。人是一个生理、心理、社会、精神的综合体，其健康要受到这些因素的影响；人的一切均需要护理，从生到死，从健康到疾病，贯穿于人生命活动的过程；人是一个开放的系统，其健康取决于个体内环境和生存的外环境统一的整体环境的平衡与稳定。

整体护理强调护理的整体性。护理是一个连贯的整体，即对患者提供系统的、连续的、计划的、保证患者从入院到出院的不间断护理。

整体护理强调护理专业的整体性。护理是由一些相互关联和相互作用的要素组成的一个系统整体，临床护理、社区护理、护理教育、护理管理等环节，以及护理人员之间、护理人员与患者之间、护理人员与其他医务人员之间都应紧密联系、协调一致。

整体护理包含以下内容：确立护理理念，并把护理理念作为护理职业特有的指导思想和行为方针；确立为服务对象解决健康问题的护理目标；护理工作以护理程序为框架和基础，其中的核心为护理诊断；制定护理职责规定，考评护士的专业行为；建立护理品质保证系统；建立合理的护理人员结构；制定标准护理计划、标准教育计划和各种护理表格，保证护理工作的规范化、科学化和标准化。

知识链接

1926 年，史墨兹提出"整体"的概念。随后，"整体"概念被引入护理领域。再加之系统论、人的需要层次模式、解决问题学说等理论的提出，为"整体护理"的诞生奠定了理论基础。从 1948 年世界卫生组织提出健康定义开始，诸多学者提出了一系列的护理概念，如护理程序、达标理论、整体人体论等。在这些护理概念中，"整体护理"逐渐形成完善，最终成为以病人为中心，以现代护理观为指导，以护理程序为基础框架，把护理程序系统化运用到临床护理和护理管理中的思想和方法。目前，整体护理已在世界范围内得到了广泛应用。

（二）整体护理的特点

1. 系统性 整体护理系统主要由包括护理程序在内的护理哲理、护理职责与评价行为、患者入院及住院评估、患者标准护理计划及标准护理教育计划、护理记录和护理品质等组成。这些内容皆以护理程序为框架，对患者的护理是连续系统的。整体护理是将临床护理、护理管理、护理教育、护理科研等方面，以及护士之间、护士与患者之间、护士与其他医务人员之间的关系，整合于一体的护理思想，在这个整体中，各个环节紧密联系、协调一致，促使护理真正成为系统化、科学化的专业。

2. 整体性 一方面，整体护理把患者看做是一个整体，是生物、心理和社会的统一体，任何时候任何情况下都应从患者的身心、社会文化的需要出发考虑患者的健康问题及制定护理措施，努力解决患者的实际需要。

另一方面，整体护理把护理工作看成一个整体，包括护理制度、护理管理、护理科研、护理服务质量以及护理队伍提高等方面的统一，通过科学的管理方法不断地改造、完善和推进护理工作，有利于护理质量的提高。

3. 专业性 整体护理对每种疾病都设计出标准的护理计划、标准的教育计划等一系列表格。标准的护理计划包括护理诊断、患者预期结果、护理措施、护理评价等，护士针对患者需要，运用评估、诊断、计划、实施和评价这些系统护理步骤来解决患者的问题。整体护理这一新理论突出了现代护理专业的独立性，并提出很多需要深入研究与探讨的课题，使护理学成为更加专业化的独立学科体系。整体护理使护理工作不仅更加专业化，更趋于科学化、标准化。

4. 主动性 整体护理使护士的工作内容由简单的"汇报病情→接受医嘱→执行医嘱"向独立实行护理计划，实行生理、心理环境与情感结合的人性化护理转变。整体护理使护理工作由被动执行医嘱变为主动设计和有针对性的护理程序。护理工作者的知识结构由平面封闭型向以医学、护理学的基本理论、基本知识为纵向结构，以社会学、人文科学和其他自然科学为横向结构的立体开放型转变，以发挥知识特长，提高护理质量，推动护理事业的发展。

（三）整体护理的意义

1. 强化职业使命感 整体护理强调的是患者至上的护理理念，要求护理人员的工作要一切为了患者。护士的角色由操作的执行者转向围绕患者最关心的、最担心的问题，进行健康宣传和指导的教育者；护士的职能由被动的执行医嘱转向根据患者的实际需要主动安排工作内容。这是其职责和使命。

2. 提高工作主动性 整体护理要求护理人员为患者提供身心整体护理，科学运用护理程序为患者解决问题，从根本上使护理工作摆脱了过去多年来只靠医嘱加常规的被动工作的局面，主动对患者进行身心护理，如收集身心健康状况各方面的资料，就需要护理人员工作主动，否则就很难完成工作任务。身心整体护理的服务内容必然促使护理人员提高工作的主动性。

3. 增强工作责任心 整体护理的服务目标是给患者提供优质的护理，为此，护理人员必须对工作认真负责，想方设法为患者提供最优的服务。

4. 激发工作积极性 整体护理的服务要求护理人员独立自主地为患者解决健康问题，如护理诊断需要护士独立完成，相应的护理人员的工作要变被动为主动，增强其独立性，由此激发其工作积极性。

5. 满足服务对象要求 整体护理坚持以患者或服务对象为中心，以为患者或服务对象解决健康问题为工作目标，它要求护士无论做哪项工作，都要想到患者和服务对象，想到为患者或服务对象解决什么问题，解决的结果如何，并以此为准绳来检验和衡量自己的言行、工作质量。它要求护理人员认真对待护理对象的需要。从打针、发药、医学知识的教育和宣传、合理安排病人每日的饮食和营养摄入、关注病人有无不适应的情况或思想负担等日常事务作起，为护理对象解决实际问题，真正做到提高护理质量，促进病人康复。

6. 促进护理科学发展 整体护理能密切护患关系，有助于调动护士工作的积极性和学习的主动性，发挥护士的知识特长，提高护理质量，推动护理事业与国际接轨，促进护理科学的发展与完善。

二、整体护理道德规范

整体护理可以理解为：从单纯的重视患者的生活和疾病的护理发展为全面重视生物、心理和社会等因素对人的健康的影响；护理服务不仅是帮助患者恢复健康，还包括促使健康人更加健康；重视对人在生命过程中，无论是新生儿、婴儿、儿童、青少年、中年和老年的各个阶段的护理；在护理疾病的全过程中，护理工作除帮助患者恢复健康外，还包括如何使危重的患者减少痛苦以及平静离开人世；护理服务对象已从个人发展到家庭和集体，如学校、工厂、社区等。因此，整体护理不仅对护士提出了更高的要求，也对护士的职业道德提出了更高的要求。

（一）刻苦钻研的进取性

整体护理使护理发生了一系列变化：改变了护理研究的方向和内容，除了各项护理操作技术外，还要充实对"人"的研究；改变了护士的工作任务，护士不再是被动地、单纯地执行医嘱和进行各项护理技术操作，而是更全面、更系统地了解患者的整体状况；改变了护士的角色，护士不仅是患者的照顾者，而且是教育者、研究者和管理者；改变了护理管理，使护理管理不再仅从护士出发，而且要从患者出发，并重视个体差异；改变了护理教育，使护理教育摆脱单纯围绕疾病的课程设置，建立以人为本的、以健康为中心的护理教育模式等。

以上变化向护士提出了新的要求，要求护士必须具备不断进取的精神，努力钻研业务，提高知识水平和技术能力，增加社会科学和人文科学知识，培养自己的观察、表达、分析、综合和解决问题的能力。只有这样，才能承担起工作的重任。

（二）承担责任的自觉性

在整体护理中，医生和护士从两个不同的侧面直接对患者负责：医生从疾病的发生、发展、病因、病理以及诊断、治疗的角度对患者负责；护士从患者的行为表现的角度做出独立诊断，制定实施计划，采取护理措施等，这意味着护士将独立承担责任。整体护理程序是一个动态的、具有决定和反馈功能的过程，每个步骤都是相互关联、相互影响的，每个步骤的顺利实施都有赖于前一步骤按照正确操作规程操作，而每一步骤的正确操作又离不开护士的认真负责的工作态度。因此，护士自觉地承担责任是解决问题的先决条件，对护理工作的顺利进行具有重要意义。

（三）独立思考的主动性

整体护理提倡应该在患者提出问题之前，就把他们想要知道的事情告诉他们，体现出主动性，否则，就是被动的服务。最简单的输液穿刺或者肌内注射，时间特别短，如果什么交流也没有，就显得空寂、压抑，肌肉紧张，患者的疼痛感强。如果你知道患者此时的心里想什么，最关心什么，最担心什么，就比较好交流，从而缓解患者的紧张情绪。

整体护理是按照护理程序确定的工作方法，为患者解决问题，而不是像功能制护理那样仅仅完成某些操作。为此，需要护士接触患者，深入了解和评估患者的全面情况，在此基础上做出护理诊断和制定护理计划，并且根据护理计划去实施有关的护理措施，做好护理记录，最后做出护理效果的评价。这些复杂的工作程序需要护士独立完成，而不再是所谓的"医生的嘴，护士的腿"，这就需要护士发挥自己的聪明才智，积极主动地思考问题，提高工作的主动性，培养独立工作能力。在护理过程中，护士要积极主动地调动一切有利于患者的积极心理因素，促进患者的恢复。护士应把高度的责任感和积极主动进取精神结合起来，把整体护理推进到一个新水平。

第三节　心理护理道德

随着市场竞争加剧与生活节奏的加速，心理应激反应逐年增多。针对身心疾病的防治，单纯依赖于手术及药物治疗是片面的，必须结合积极有效的行为干预和心理护理，方能提高患者的自我抗病能力，防治不良心理的刺激，改善病情，提高疗效。心理护理是护士运用心理知识，以科学的态度、恰当的方法、美好的语言对患者的精神痛苦、心理顾虑、思想负担、疑难问题进行疏导，解决患者心身症结，提高患者的信心和勇气，克服心理障碍，更好地战胜疾病，促进患者健康。由此可见，在临床上实施心理护理的过程中必然涉及许多有关护理伦理的问题。

一、心理护理的含义、特点和意义

（一）心理护理的含义

心理护理指护士通过各种方式和途径，有针对性地解决或改善病人现存的和潜在的心理问题，积极影响或改变病人的心理活动和行为，帮助病人在其自身条件下获得最适宜身心状态的护理过程。

心理护理的目的就在于根据人的心理活动的发生、发展与变化，探索和掌握患者的心理规律，在治疗和护理中实施有效的心理护理，满足病人的合理要求，提供良好的心理环境，消除不良情绪反应，提高病人的适应能力，使患者配合治疗，安心住院，使之有利于疾病的治疗与康复。

知识链接

1948 年，世界卫生组织（WHO）指出，"健康不仅是没有疾病，而是生理上、心理上和社会适应上的完好状态。"这个定义把人的基本需求与社会及文化因素紧密联系起来。1992 年，世界卫生组织又提出了健康的新定义："无病无弱，身心健康，社会适应，环境和谐。"1977 年，美国医学家 Engel 提出了"生物－心理－社会"医学模式，即一种完整意义上的医学应当包括科学文化和人文文化两个方面。此观点得到社会的广泛认可，人们对医学的本质达成了一致的意见。

心理护理的原则：热情服务原则、保持平等原则、主动交往原则、积极启迪原则、灵活应变原则、自我护理原则。

（二）心理护理的特点

心理护理集知识、能力和情感于一体，旨在帮助患者解决存在的心理问题和满足患者的心理需求，使之有利于疾病的康复。因此，心理护理具有自身的特点，具体表现在以下几个方面。

1. 广泛性与情景性　心理护理的广泛性是指心理护理的范围非常广泛，在护士与患者接触过程中的每一个环节、每一个阶段、每一件事物以及护士的任何操作都包含着心理护理的内容。情景性是指患者在各种不同的环境中，在疾病的不同阶段会产生不同的心理活动，因此，心理护理的内容和方法也随之变化，是一个应变的过程。

2. 个体性与隐蔽性　患者所患的疾病不同，病情变化不同，心理健康水平和适应能力不同，他们来自不同的社会文化背景，每个人都有独特的个性和行为特征，这些决定了患者的心理活动错综复杂。心理护理的个体性就在于护士根据患者的具体特点给予帮助，而不能对每个患者采取相同、固定的方式。患者的心理活动常难以直接察觉，往往需要通过外部行为予以判定。通过外部行为探究心理活动是一个由表及里的复杂过程。

心理护理的隐蔽性就在于必须通过观察、分析、综合、推理、判断等过程，才能了解并把握患者的心理活动。

3. 统一性与功能性　人的身心统一性说明心理护理与躯体护理相互依存、相互联系，而且必须结合在一起才能收到良好的效果。躯体护理是心理健康的基础，心理健康是躯体健康的动力；心理因素可以引起躯体疾病，反过来躯体疾病又可促使产生不同的心理现象，如此循环并相互影响。

心理护理可以使患者得到安抚和激励，在情绪上由焦虑不安变为平静、稳定；在意志上由懦弱变得坚强；在信念上由悲观变为有信心；在心理控制上由盲目变为自觉；在治疗态度上由被动变为主动。由此可见，实施心理护理有助于患者在疾病的治疗和康复过程中更好地发挥心理能动性，促进早日康复。

4. 程序性与严格性　心理护理的程序包括：了解患者的基本需求，观察患者的心理反应，收集并分析患者的心理信息，制定相应的心理护理措施，进行心理护理的效果评价。

心理护理是一门集科学性、艺术性于一体的工作，由此决定了心理护理严格性的特点，同时也给护士提出了严格的要求：一是要求护士要具有较高的心理健康水平；二是要求护士要具有丰富的知识和较高的能力；三是要求护士要具有高尚的道德情感。心理护理是要通过良好的护患关系来实现的，而良好的护患关系是建立在一定的道德情感的基础上的。这就对护士的道德情感提出了更高的要求。

> **知识链接**
>
> 心理护理的特点是全面满足患者的心理需要。患者的心理需要主要有：希望得到尊重，希望得到理解，希望获得信息，希望享有轻松的气氛。

（三）心理护理的意义

1. 加快了患者康复的进程　研究表明，心理因素是影响人类健康的重要因素。忽视心理护理与加强心理护理对患者是否能积极配合治疗、患者康复时间都具有显著的影响。

2. 提升了护士的道德情感　心理护理可以看做是护理道德化的一种表现形式，而护理道德则是通过心理护理体现出来的。一个具有良好护理道德修养的护士必然会对患者产生高度的同情心和职业责任感，会有意识地关心患者，注重对患者的心理护理。反过来，一个做好应对各种患者心理准备的护士，也必定是一个护理道德水准较高的护士。因此，加强心理护理本身就是对护士提出了更高的道德要求，提升了护士的道德情感。

3. 提高了护士的专业能力　做好心理护理要求护士具备敏锐的洞察能力，良好的护患沟通技巧，丰富的心理护理知识，积极主动的工作态度，科学、灵活的工作方法，总之，对护士的专业能力提出更高的要求。

4. 促进护患关系的良性发展　开展临床心理护理有利于调动患者的积极性，提高患者的心理承受能力，帮助患者掌握积极的心理防御机制。同时，护士充满人性化的心理护理使患者感到了温暖，增强了对护士的信任，与护士的配合会更积极主动，促进了护患关系的良性发展。

二、心理护理对护士素质的要求

（一）护士的情感

护士的情感对于患者有直接的感染作用，特别是对暗示比较敏感的患者，这种感染作用更为突出。所以，良好的情感品质是进行心理护理所必须具备的。

1. 同情心　护士应该以真诚的同情心对待患者，在各项临床护理中都要想到患者的心理需求，体会患者的感受，使之少受痛苦，不发生感染和差错事故，把解除患者的痛苦当做是不可推卸的责任。护士有了同情心，才能真诚地爱护患者，做到无微不至地关怀患者，满腔热情地服务于患者。

知识链接

恻隐之心，人皆有之。恻隐之心，仁之端也。

——孟子

护士必须有一颗同情心和一双愿意工作的手。

护士工作的对象，不是冷冰冰的石头、木头和纸片，而是具有热血和生命的人类。

——南丁格尔

2. 热情和耐心　护士要热情地对待患者，主动帮助他们解决各种困难和问题。与患者接触时应该保持愉快的情绪，以自己的开朗、乐观来影响患者的情绪，鼓起他们战胜疾病的勇气。对某些解决不了的问题，或是不合理的要求，应给予及时、耐心的解释，同时要有宽容和让步的精神，即使是曾经对自己不礼貌、冲撞过自己的患者，也应宽宏大量，善于谅解，以同样的热情对待他们。

3. 善于控制情绪　护士的情绪对做好心理护理有着重要的意义。热情、愉快、饱满的情绪，不但可以提高工作质量，而且能够感染患者，增强他们治疗疾病的勇气和决心，反之，如果护士有抑郁、消沉、焦虑、烦闷的情绪，容易使患者心情不快，增加他们的思想负担。因此，护士应保持稳定、振作、愉快、乐观向上的情绪，以此来唤起患者对生活的热爱，树立战胜疾病的信心。

知识链接

情绪是个体对外界刺激的主观的有意识的体验和感受，具有心理和生理的反应的特征。

情绪是身体对行为成功的可能性乃至必然性在生理反应上的评价和体验，包括喜、怒、忧、思、悲、恐、惊七种。情绪大概可分为两类：积极的情绪和消极的情绪。积极的情绪可以提高人体的机能，能够促使人的活动，形成一种动力，激励人去努力；消极的情绪会使人感到难受，会抑制人的活动能力，活动起来动作缓慢，反应迟钝，效率低下。

（二）护士的能力

1. 敏锐的观察能力　观察力是指对患者病情变化和心理活动情况的观察能力。护士要善于从患者的表情、言语和行为等方面，了解他们的性格、爱好、习惯，了解他们的心理需求，发现他们的内心活动及病情变化的预兆等，在此基础上，结合自己的专业知识，以丰富而有预见性的想象力，预测这些现象的发展动向，给予针对性的、有效的躯体护理和心理护理措施。这样可以达到较好的、预期的护理效果。

2. 良好的思维能力 培养良好的思维能力，敏捷的思维能力和正确的判断力是护士不可缺少的心理品质。在护理工作中，护士不可能直接观察到患者的全部心理活动，但可以通过某些现象和凭借对人体正常情况的认识，进行推理判断来了解患者的心理变化。因此，护士要善于全面考虑患者心理因素与疾病的关系、生活情况与周围环境的关系、疾病发展过程中不同阶段的变化等。

3. 较强的记忆力 护理工作内容繁多而且复杂，接触范围极为广泛，每个患者又有不同的治疗方案和需要。护士只要经常到患者中去，不断深入地接触患者，才能加深对患者的印象和记忆，及早发现问题，避免发生张冠李戴的错误。所以，为了能更好地完成各项护理任务，防止发生差错，护士必须培养准确快速的记忆能力。

4. 较好的语言能力 中肯的话语、和蔼的语调、清晰的语音，伴随良好的体态语言（手势、表情等），对患者来说犹如一剂良药。所以，护士要善于运用语言，做好心理护理，要有与人为善、尊重他人和自重自爱的心愿，选择对方易于接受的方式、方法和内容，帮助患者稳定情绪，树立信心，变消极状态为积极状态，主动配合治疗。

5. 熟练的技术操作能力和组织工作能力 熟练的技术操作能力，可以提高治疗效率，减轻患者的痛苦，而熟练的技术操作能力需要多方面的组织能力来配合。因而，护士要善于根据患者的特点来制定护理计划，根据患者的具体情况来规划自己的行动，组织医务人员、患者及其家属，把病房变成一个良好、和谐的集体，使各项工作有条不紊地、保证质量地完成。

（三）护士的性格与特点

1. 正直、正派 在护理实践中，护士不应由于患者的职业、地位、经济收入、外表长相等的差异而以不同的态度来对待他们，要坚持平等待人、处事公正，以取得患者的信赖。

2. 冷静、果断 护士应该具有冷静的头脑和果断处理事情的能力。在遇到抢救危重或急症患者等的特殊情况下，能够做到不慌不忙，迅速果断，有条不紊地组织抢救工作。护士的冷静、果断，可以稳定患者及其家属的情绪，使他们很好地配合抢救工作，以达到预期的效果。

3. 胆大心细 护理工作的范围相当广泛，内容相当复杂，要求又相当严格，所以，护士工作时必须既要胆大，又要心细，才能做到精益求精，从而取得良好的效果。

三、心理护理的道德规范

随着医学模式从生物医学模式向生物 - 心理 - 社会医学模式的转变，心理护理的作用逐渐被人们所重视，心理护理已成为临床护理的重要内容。护士要做好心理护理，不仅要加强自身素质的培养与锻炼，还必须遵循以下道德要求。

（一）高度的同情心

同情心是体现护士的道德情感，做好心理护理的基本要求。理解患者，对患者抱以同情心，才能取得患者的信任，从而实现与患者心理上的沟通。只有了解患者的真实的心理状态，有针对性地进行心理护理，才能达到理想的护理效果。护士应以高度的、真诚的同情心对待每一位患者，了解和帮助患者解决心理问题，以减轻或消除患者的痛苦，建立起有利于治疗和康复的最佳心理状态。

1. 努力促进患者的角色转换 一个人在健康人的角色与患者角色的相互转换或者在承担患者角色的过程中，都轻重不等地产生适应障碍的心理问题，因而不能适应医疗、护理对他（她）的要求，造成疾病的加重或延缓疾病的康复。因此，在心理护理过程中，护士要深入了解患者适应障碍的原因，根据不同的原因、不同的情况，配合家属、单位共同创造条件，努力促进患者的角色正常地转换。

2. 针对某个患者的具体心理问题开展多样的心理护理活动 对于孤独感较强的患者，护士尽量不要将其安排在单人病房，并多与患者接触、交谈；对于猜疑心理较重的患者，护士在巡诊、查房时尽量不要当患者的面与他人低声细语，同时针对患者的猜疑要耐心地解释，并以谨慎的态度进行各种护理处置等；对于有恐惧心理的患者，护士要多予以安慰和鼓励，增强患者的信心和勇气等；对于处于气愤和恼怒状态的患者，护士要保持冷静和应有的容忍度，耐心劝导患者，并以高尚的情操和精心的护理来感化患者。

（二）高度的责任感

高度的责任感是做好心理护理的关键。人患病以后都会有不同的心理需要。心理需要的满足与否对于患者的诊治和康复至关重要。因此，在心理护理中，护士不仅仅要遵循护理常规、各种操作规程、医院的规章制度，而且还要能准确地、全面地了解每一位患者的心理特点，根据具体情况满足患者对护理的心理需求，帮助患者克服困难，战胜疾病。

1. 了解和满足患者的共性心理需要 护士应了解患者有尽快化验、检查、取药等需求，应对候诊的患者进行门、急诊布局、规章制度等的常规指导；了解住院患者有获得安全感的需要，应努力防止差错事故和意外事故的发生，预防交叉感染，观察药物的副作用；了解患者有被认识与尊重的需要，应认识并熟悉每一个病人，一视同仁地对待和尊重他们；了解患者有被接纳与友好相处的需要，应积极主动地将新入院的患者介绍给同室的病友，并鼓励大家相互关照、建立友谊，使每个患者都感到温暖、情绪稳定。

2. 了解和满足患者的个性心理需要 患者的个性心理需要因性别、年龄、收入、病种、病情等的不同而有差异，护士应深入了解，并有的放矢地满足患者的各种心理需要。对于老年患者，自尊心较强，护士应多体谅和关心，耐心诚恳地解释并回答各种问题；对于少儿患者，护士应态度和蔼，表情亲切，说话温和，经常抚摸和搂抱患儿，与患儿建立良好的感情；对于女性病人，护士在操作过程中，应维护她们的尊严，保护其隐私；对于收入少、经济负担重的患者，护士应与医生配合，尽量节约费用而又不影响疾病的诊治。

（三）高度的事业心

护理事业是一门平凡而又伟大的事业，从事这个专业的护士应该热爱并忠诚于护理事业，具有高尚的道德情操，把自己的精力全部献给护理事业，一心扑在工作上，刻苦钻研护理科学。一个护士如果缺乏根本的护理道德，就无法胜任这一工作。

（四）高度的诚信

人与人之间真诚相待、相互信任是进行心理护理的基础和前提，患者信任护士，把困扰自己的心理问题，包括自己的秘密和隐私倾诉出来，这些秘密和隐私有时甚至连患者的配偶、父母都不知情。因此，护士也应以高度的诚信，为患者保守秘密和隐私，这本身也是患者的心理需要。但是，如果护士发现患者有伤害自己或他人的意图时，在患者事先不知道的情况下，可以转告家人或他人，以对患者或他人的安全负责，对此，患者往往也是能够理解的。如果护士不顾患者的感受，到处张扬患者的秘密和隐私，将会失去患者对护士的信任，不但心理护理难以继续进行，而且要负道德甚至法律责任。

（五）和蔼的态度、亲切的语言

俗话说："良言一句三冬暖，恶语伤人六月寒。"护士的语言可以治病，也可以致病。当患者离开工作岗位，步入医院的大门时就产生了陌生、抑郁、恐惧、痛苦等焦虑情绪，这时如能针对不同的患者，进行诚恳、自然、和气、友好的语言交流，帮助患者正确认识疾病，给患者以安慰，患者就会以良好的生理、心理状态，全身心地配合治疗及护理。反之，就会导致患者生理、心理的平衡失调，导致疾病向坏的方向转化。患者在病痛之中能得到医护人员的安慰、鼓励，那种力量是任何药物都不能比拟的。由此可见，护士良好的语言修养在护理工作中是非常重要的，护士应当加强语言修养，学会讲安慰性、鼓励性和指导性的语言。

思 考 题

1. 简述基础护理的道德规范。
2. 简述整体护理的伦理意义。
3. 简述心理护理的道德规范。
4. 简述心理护理的伦理意义。
5. 案例分析。

某孕妇，25岁，孕25周，在产科门诊进行产前检查时怀疑"淋球菌感染"。医生要求她做进一步检查，并开出化验单抽血检查性病常规。孕妇拿着化验单交给注射室的护士，并伸出手臂准备抽血，护士接过化验单一看，便用拿起的止血带抽打了一下孕妇的手，并说："将手缩回去，为什么你就会得这种病，别碰到我！"周围的人听了护士的话，都扭头看着孕妇，孕妇含泪抽完血。两周后，检验结果显示孕妇一切正常。试分析本案例中护士的行为违反了哪些伦理规范。

第七章　临床护理道德

知识要点

1. 急危重症病人、普通手术、妇产科病人、儿科病人的护理伦理规范。

2. 门诊、急诊、老年病人、传染病人的护理伦理规范。

3. 整形外科手术护理伦理规范，器官移植的概念及护理伦理规范，精神病人护理的特点及伦理规范。

案例

　　某医院门诊大厅站着两名导医护士。一位老年患者走过来问："到内分泌科怎么走？"护士看都不看老人一眼，眼睛不知看什么地方，手指也不知指向哪儿，声音很低地说："四楼。"老人根本没听清："对不起，你讲在哪？"护士极不耐烦，脖子一扭，嘴巴一翘，扯着嗓子叫："不是和你说过了吗，四楼！真烦！"转身走开了。请对案例中护士的行为进行分析。

　　临床护理工作是医院工作的重要环节，是医院护理工作的主要部分。临床护理水平高低直接影响医院的医疗质量，关系到病人的健康利益。而临床护理工作质量又与护士的伦理道德素质息息相关。因此，护士必须重视护理道德修养，以高度的责任感做好临床护理工作。

第一节　门诊、急救护理道德

一、门诊护理的特点及其道德规范

（一）门诊护理的特点

1. 组织管理任务重　门诊是病人就医最集中的地方，人多，流量大，病人对环境不熟悉，容易造成门诊拥挤、嘈杂。为保证病人有序就诊，获得有效治疗，护士要善于组织，做好分诊、安排就诊、观察病情、治疗抢救、卫生宣传、维持秩序、咨询答问等工作。相对于病房而言，门诊病人的护理管理任务繁重。

2. 预防交叉感染难度大 门诊病人集中、病种杂、病情各异，人流往返频繁，空气污浊，有些传染病人混杂其中，在就诊前难以及时鉴别和隔离，加上病人抵抗力低下，因此，门诊预防院内交叉感染的难度较大。

3. 服务性强 门诊护理人员既有业务性较强的技术服务，也有业务性不强的非技术性服务，例如主动答问、指导就诊、交代注意事项、及时安排病人就诊、搀扶步履艰难的老年及残疾病人、劝阻安抚哭闹患儿、保持门诊安静等。可以看出，在门诊的各个环节都需要护理人员的服务，在门诊部的各个角落都可以看到护理人员的身影。这些都表明，门诊护理的服务性较强。

4. 护患矛盾多 门诊病人多，流量大，病人往往不能及时就医，而病人又都希望能迅速得到诊治，因而待诊时容易产生焦虑、急躁等心理，加上病人比较敏感，如果医务人员语言生硬、态度冷漠、安排就诊不当、服务不周等，很容易产生医患矛盾。

（二）门诊护理的道德规范

1. 热情服务，高度负责 病人带着病痛来院就诊，紧张、敏感、脆弱，加上等待时间过长，更加重了这种心理负担。因而护理人员要设身处地体察病人的处境，全心全意为病人服务。第一，热情、亲切地接待病人。护士应主动介绍医院的环境、有关制度及规定，耐心、细致地回答病人的询问，尽量减轻病人的生疏感和体力上的劳累，缓解病人的紧张情绪。在工作中，护士一定要克服消极服务态度，禁止使用生硬的服务语言，做到"五声"，注意"五不讲"。第二，主动协助病人就诊。护理人员应主动询问病人的就诊目的，了解其疾病症状，依据病情做好预检、分诊工作，并按挂号顺序让病人进入诊室，对危重、年老、残疾病人可优先安排就诊。同时协助、指导病人做好诊前准备。第三，耐心介绍有关情况，方便病人就诊。对候诊病人，护理人员可定时介绍门诊布局及就诊的有关规章制度等，让病人熟悉医院情况，方便其就诊。

> **知识链接**
>
> "五声"即病人入院时有"迎声"；要求病人配合诊疗时有"请声"；对病人、陪人的问话有"答声"；病人、陪人不理解诊疗意图时有"解释声"；病人、陪人不满意时有"道歉声"。
>
> "五不讲"即嘲讽病人的话不讲；伤害病人的话不讲；庸俗粗鲁的话不讲；有损职业形象的话不讲；埋怨、指责病人的话不讲。

2. 密切联系，团结协作 门诊护理中，护理人员处于多重关系协调者的位置，既要协调病人与医生的关系，又要协调不同科室之间的关系，还要处理好自身与病人、医生的关系。因而，要求护理人员要有娴熟的处理人际关系的能力，不论是与病人及家属，还是与医生及其他科室人员，都要相互尊重，相互信任，密切配合，为病人营造一个温馨、舒适、和谐的治疗环境。

3. 作风严谨，准确无误 门诊护理工作主要包括分诊、预检、注射、小手术护理等环节。每一个环节都关系到病人的生命安危。而且，门诊病人一般随治随走，一旦出现差错，很难挽回。所以，护理人员应树立强烈的责任意识，坚持认真对待每一位患者，做好每一种处置。分诊要及时、准确；预检要认真、准确、无误，测量血压、脉搏、体温时镇定自如，不慌张；注射要坚持查对制度；手术护理则要坚持无菌操作，并做好各种术前、术后护理及主要事项的叮嘱。总之，门诊护理工作一定要审慎，一丝不苟，准确无误。

4. 环境优美，安全舒适 环境对人可以产生愉悦或压抑的心理效应。保持优美、安静的就医环境可以对病人急躁不安的心理产生舒缓、镇静的作用；整洁、有序、方便的就医环境，又可以缩短病人就诊的时间，减少交叉感染的机会。护理人员应认识到环境管理的重要意义，认真做好门诊的清洁卫生，保持门诊就医环境的优美、安全及舒适。

二、急诊护理的特点及其道德规范

（一）急诊护理的特点

1. 随机性强 急诊病人发病突然，就诊时间、人数、病种、病情危重程度等都难以预料，有很大的随机性。所以，急诊护士要时刻处于"战备"状态，包括心理上要镇定，业务要精湛，急救器材、药品要常备不懈，时刻保持头脑清醒，随时准备突发的急救事件。

2. 时间性强 急诊病人往往病情危重，甚至危及生命。因而护理人员要争分夺秒，全力以赴抢救病人。很多时候甚至来不及像常规病人一样进行体格检查，询问病史，有时只能靠护理人员的直观判断，投入抢救。争取时间就等于争取了病人的生命。

3. 协作性强 急诊病人病情复杂，往往多个系统、多个器官同时发生病变，经常需要多学科、多专业医务人员协同抢救。急诊护士要有敏锐的鉴别力，能根据病种、病情及时通知有关科室的医务人员进行诊治和抢救。同时，在医生未到达之前，护士要严密监护，细心观察病情的变化，为医生诊治提供依据。

（二）急诊护理的道德规范

1. 急人所急，争分夺秒 在急诊工作中，病人病情危重，抢救分秒必争。因此，急诊护士要牢固树立"时间就是生命"、"抢救就是命令"的观念，时刻突出一个"急"字，做到急病人之所急。为此，护理人员应做到：要为急诊病人开绿色通道；协助病人尽快就诊；尽快与涉及科室的医务人员取得联系；在医生未到之前严密监护、细心观察病人；对一些病情特别紧急的病人，先主动予以处置，以免贻误抢救时机。

2. 不计风险，敢于负责 急危重症病人的抢救常常要冒一定的风险，承担一定的责任。医务人员应以病人生命为重，不计个人风险，千方百计抢救病人的生命。同时，急诊护士遇到有法律纠纷的病人，要公正地反映病情；对待意识不清的病人，要有慎独精神，耐心周到地为其提供服务；对留院观察的病人，则要密切观察，千万不能疏忽大意。

3. 尊重生命，发扬人道　急诊室中往往会碰到一些特殊的病人，如自杀病人、打架斗殴致伤的病人，对待这些特殊病人急诊护士应发挥人道主义精神，积极予以抢救护理，不能歧视、挖苦和讽刺。

4. 精诚团结，密切配合　急诊病人的抢救过程，往往需要几个科室的医务人员相互协作，共同完成。所有参加抢救的人员包括医生、护士、麻醉师及其他医技人员都要相互支持、密切配合，共同担负起抢救病人的重任。在医护配合中，要求急诊护士要发挥积极、主动的精神，不怕苦、脏、累，为抢救创造条件。

三、危重病人抢救护理的特点及其道德规范

（一）危重病人抢救护理的特点

危重病人是指病情严重、随时可能发生生命危险的各种病人。危重病人抢救护理有以下特点：

1. 护理任务艰巨　危重病人病情紧急、变化快，需要迅速投入抢救；危重病人痛苦不堪，甚至神志不清，生活难以自理，不仅护理工作量大，而且病人配合医护困难；危重病人和家属顾虑较多，心理活动复杂，需要加强心理护理，但是疏导起来比较困难。以上表明，危重病人的护理任务艰巨。

2. 护士素质要求高　危重病人抢救护理任务艰巨，对护士提出了较高的要求。护士必须具备全面的业务素质、良好的身心素质、丰富的临床护理与抢救的经验，以及较高的职业道德素养。如果护士的各方面素质达不到应有的高度，就不能担负起危重病人的抢救护理工作。

3. 护理伦理难题多　危重病人的抢救护理工作经常会遇到一些伦理难题，如人道主义与经济效益的矛盾；讲真话与保护性医疗的矛盾；卫生资源分配与病人实际需要的矛盾；病人拒绝治疗与维持病人生命的矛盾；安乐死与现行法律的矛盾等。因此，危重病人抢救护理的伦理决策十分困难。

（二）危重病人抢救护理的道德规范

1. 迅速机警，反应敏捷　危重病人病情复杂多变，危险情况可能突然发生。在护理过程中，护士必须头脑机警，细心观察，及时发现危险信号及险情。一旦发现，要及时向医生报告，敏捷地投入到抢救工作中，使病人转危为安。

2. 处事果断，行事审慎　危重病人的病情具有急、险、危、重四大特点，在抢救过程中，护士必须头脑冷静，正确判断，果断配合医生进行处理，不怕困难和风险，敢于承担责任。但是，果断不等于武断，不能贸然行事，而是要审慎行动，做到胆大心细。

3. 理解病人，任劳任怨　一些危重病人缺乏心理准备，病人家属容易忧虑、急躁。

因此，有时病人或家属对护士无端指责，甚至出现无理取闹的情况。面对这些情况，护士一定要冷静对待，理解病人、家属的心情，宽容病人、家属的行为，耐心解释，不使矛盾激化。同时，仍要热情、主动、任劳任怨地做好护理工作，特别是对悲观失望的病人要多加安慰和鼓励，对神志不清的病人做到周到服务，相信最终会得到病人和家属的理解和尊重。

4. 坚持慎独，团结协作 危重病人症状杂，顾虑重，痛苦大，对护理要求多，依赖性强。要求护士做到"四勤"，即脚勤、手勤、眼勤、嘴勤，养成时时处处关心病人的习惯和作风。危重病人很多处于昏迷状态，失去监督能力，当单独为其提供护理服务时，护士必须具有"慎独"的精神，保质保量地完成护理任务。在危重病人的抢救过程中，护士之间，医护之间要做到相互尊重，相互支持，主动配合，齐心协力地保证患者的医疗护理计划准确、及时地实施，使救治获得成功。

第二节 手术护理道德

一、普通手术护理及其道德规范

（一）普通手术护理的特点

1. 严格性 手术治疗具有损伤性、危险性和失误的不可逆性，因此，手术护理必须严格遵循并执行各项规章制度。如手术前有严格的术前护理准备，手术室有严格的无菌制度，手术中有严格的分工和操作要求，术后有严密的观察制度等，以上这些要求护士必须严格执行、互相监督，确保手术成功。

2. 衔接性 普通手术护理包括手术前、手术中、手术后几个阶段，每个阶段的护理工作都由不同的护士承担，而且通过交接班连续进行。各阶段相互衔接、紧密相连。在不同阶段交接时，护士都要做好衔接工作，保证手术过程的完整性、连续性，严防差错事故的发生。

3. 协作性 手术治疗的协作性也体现在手术护理之中，尤其在手术中护士要与麻醉师、医生及其他科室医护人员密切协作。不仅如此，护士还发挥着承上启下和协调手术现场的重要作用。因此，手术中各类人员必须齐心协力，配合默契，确保手术顺利完成。

（二）普通手术护理的道德规范

1. 手术前的护理道德规范

（1）**调节心理，消除顾虑** 手术确定后病人心情往往很不平静，既盼手术尽早施行以解除疾病的痛苦，又怕手术带来的疼痛和损伤而焦虑和紧张。因此，护士应主动关心、体贴病人，耐心细致地做好心理护理，消除病人的种种疑虑，使病人以良好的心态接受手术。

（2）**优化环境，准备周全** 为病人创造一个安静、整洁、舒适的环境，是手术治疗顺利开展的必要条件。为此，护士要让病人安静、舒适地休息，做到四轻：关门轻，走路轻，说话轻，操作轻。护士要积极主动地做好术前准备，并严格按照操作规程进行，做到"八查"，即查对病人姓名、性别、科室、手术诊断、手术名称、手术部位、血型、物品准备。

（3）掌握指征，优化方案　相对于药物等治疗方式，手术治疗具有必然的损伤性，加上一些意外或失误等风险，所以医务人员决定是否手术时要慎重、客观、科学。要全面权衡，充分比较手术治疗和保守治疗之间的利弊，以及病人对手术的耐受程度等，在此基础上，确定手术治疗在当时条件下是相对"最佳"的方案。

（4）知情同意，手续完备　医疗机构在为病人施行手术时有向病人或其家属说明的义务，病人或其家属有权知道自己的病情及手术的风险性，并有权决定同意或拒绝手术。知情同意是病人的权利，详细告知病人相关情况是医务人员的义务。在交代病情及签署手术同意书时，要选择适当的方式、适当的场合，将手术风险、手术方式、术中及术后并发症向病人及家属详细交代清楚，尊重病人的知情同意权。

2. 手术中的护理道德规范

（1）保持肃静，安抚病人　安全、肃静的手术环境是做好手术的前提条件。护士要加强手术室的管理，严格遵守无菌操作技术规程，并加强监督，禁止无关人员进入手术室；各种手术器械、电器要认真检查，确保功能完善和安全；抢救药品要齐全，而且位置固定；手术室内环境要保持清洁，温度、湿度适中等。同时在手术过程中，护士说话要轻，不得谈论与手术无关的话题，以保持手术室的严肃和安静。此外，病人进入手术室后，往往比较紧张甚至害怕，因此，护士要理解、关心病人，做到体贴入微。如主动搀扶病人上手术台，严格按手术要求显露手术部位，并注意保暖；在使用约束带时，应向病人耐心解释，取得病人的理解和配合；手术中随时擦去病人额头上的汗等，使病人在温暖的关怀中度过手术。

（2）操作熟练，一丝不苟　手术室工作的每一个细小环节都与病人的生命息息相关。因此，在手术过程中，护士要全神贯注，熟练地进行各种操作，做到一丝不苟，认真负责。如静脉穿刺、导尿等争取一次成功；传递器械要眼明手快、准确无误；伤口缝合前，物品、器械要认真清点核对。

（3）团结协作，勇担风险　手术是手术医生、麻醉师、护士等共同完成的一项综合性的技术活动。因此，手术中需要团结协作，形成一个有机整体。一切服从手术全局的需要，与其他医务人员相互尊重、相互支持、相互理解。若有一方配合不好，都将直接导致手术失败。手术中如果一方出现差错事故，应该勇于承担责任，不得推卸责任，其他人不得包庇隐瞒，应协同采取补救措施，把给病人造成的伤害降到最低。

（4）理解家属，耐心解疑　病人家属往往对手术进展情况十分关切，急于了解。护士应理解家属的心情，及时向家属通报手术的进展情况和需要商讨的问题，耐心回答家属提出的疑问，并给予必要的解释，以消除他们的忧虑和不安。

3. 手术后的护理道德规范

（1）严密观察，勤于护理　病人从手术室回病房前应做好术后护理准备，换好被褥单，准备好必要的器械、药品等。病人回到病房后，护士应迅速了解病人的手术经过，密切观察病人的生命体征、伤口有无渗血、各种导管是否畅通等。同时，要做好病人的伤口、皮肤、生活的护理等，使病人顺利度过术后阶段。

（2）*减轻痛苦，促进康复* 手术后，病人由于伤口疼痛和活动、饮食受限以及身上的各种插管等会感到比较痛苦，有的病人还会因手术失去某些生理功能而产生焦虑、忧郁等心理问题。因此，护士应体察和理解病人的心情，勤于护理，减轻病人的疼痛。并协助病人早日下床活动，做好心理护理，以促进病人早日康复。

二、整形外科手术护理及其道德规范

整形外科手术护理是针对整形外科受术者所具有的功能障碍、形态畸形或面部、形体缺乏美感的特点，依据整形外科的治疗原则所实施的一系列有利于受术者康复的工作。随着人们生活水平的提高，人们对容貌、形体美的要求日益迫切和突出，医务人员满足人们对美的追求，也是义不容辞的职责。

（一）整形外科手术护理的特点

1. 心理护理要求高 整形外科的受术者以青年男女、儿童居多，均有不同程度的心理问题。他们因为容貌异常、功能障碍而心理失衡、敏感、孤僻、自卑，有一种被冷落的心理；又因为自身的学习、工作、恋爱、婚姻等问题不能如愿而烦恼、苦闷。总之，手术对象心态复杂，既迫切期望手术成功，又担心结果不尽如人意，甚至害怕手术失败。

2. 护理内容繁杂 整形外科治疗内容多，病种复杂，手术所涉及的范围遍及全身，并与其他外科相互交叉，紧密联系。所以，整形外科护士应具有多学科医学基础知识和护理技能，同时掌握整形外科的基本理论知识和护理技能，才能胜任整形外科的护理工作。另外，还要做好整形外科受术者的生活护理。

3. 对审美意识的要求高 整形外科手术需要遵循美学的观点和规律。如：讲究对称、均衡、不留瘢痕等。

（二）整形外科手术的护理道德规范

1. 尊重病人，调节心理 整形外科受术者，生理上存在某种缺陷，心理失衡，自卑感强，对周围人的言行十分敏感。因此，在护理过程中，护士要与受术者进行心理沟通和交流，以了解其心理问题和心理需求，在此基础上认真做好心理护理。理解病人的痛苦，尊重病人的人格，积极热情地做好疏导工作，以消除他们的心理问题。

2. 关心病人，减轻疼痛 病人术后都有疼痛的感觉，而整形、美容手术的病人，为移植组织的需要，要求移植组织的供给部位与接受部位在一定时间内保持一定姿势，如固定身体的一部分或全部，常常需要 3～4 周的时间，为此，病人很不舒适。护士应该关心和理解病人的痛苦处境，根据病情，适时给予镇痛药物，并鼓励病人克服困难，同时，密切观察病情，防止意外发生。

3. 不辞辛苦，任劳任怨 整形外科治疗范围广泛，病种复杂，讲求精细，工作繁重。术后护理更是繁重琐碎，既要做好手术护理、心理护理，还要做好大量生活护理的工作。护士要做好本职工作，一心为病人，发扬不怕苦、不怕累、任劳任怨的精神。

4. 钻研进取，精益求精 整形外科内容丰富，涉及范围广，与其他学科有直接或间接的联系。要做好整形外科护理工作，护士必须拓宽知识领域，既要掌握整形外科的医学基础理论和护理理论，提高审美修养，又要熟练掌握常规技术操作；还要懂得心理学、伦理学、社会学等人文科学知识，以便做好心理护理。所以，护士需要刻苦钻研，积极进取，努力扩大知识面，使护理技术精益求精，更好地为广大群众服务。

三、器官移植手术护理道德规范

（一）器官移植概述

器官移植是指通过手术等方法用健康的器官替换某一个体体内已损伤、病态或衰竭的器官。根据移植器官的种类，器官移植可分为生物器官移植和人工器官移植。在生物器官移植中，根据供体及受体的生物遗传特点，可分为自体移植、同种异体移植和异种移植；根据移植位置不同，可分为原位移植和异位移植。目前，临床上常见的器官移植有：肾脏、心脏、肝、肺、胰腺、肠、角膜、骨髓、皮肤等。

人类器官移植的探索始于20世纪初，成熟于20世纪80年代，迄今已在全球广泛运用，是目前人类治疗终末期器官功能衰竭的有效方法。我国器官移植手术起步较晚，但发展较快。目前，已经达到世界先进水平。但是供求的严重失衡，使许多危重患者因不能及时进行器官移植而死亡。

（二）器官移植的伦理道德问题

器官移植是当代医学科学技术的重大发展。但是，无论在器官来源、器官分配、动物器官的应用等方面，都存在着较为复杂的伦理问题。如：器官移植风险很大，用健康人的一个器官来挽救一个生死未卜的生命，到底是否合乎伦理？1986年国际移植协会发布了活体捐赠肾脏的准则。其中规定：只有在找不到合适的尸体捐赠者，或有血缘关系的捐赠者时，才可接受无血缘关系者的捐赠。

此外，由于移植器官供需严重失衡，所以，器官的公正分配也显得尤为重要。

（三）器官移植手术护理的道德规范

1. 维护"供者"、"受者"利益 器官移植立法应考虑捐献者的利益，尤其是活体捐献，从人道的角度考虑，社会应为其风险负责。因此，护士和其他医务人员对供者、受者和进行器官分配时要有高度负责的精神。对活体捐献者，坚持符合标准、无任何压力、明确利弊和出于利他动机的情况下摘取器官，并尽量避免或减少并发症；对接受者，认真做好各项检查和准备，严格各项操作，争取手术的成功。同时，护士应该做好器官移植手术的护理，这对保证器官移植的手术成功具有重要意义。

2. 公正分配卫生资源　目前器官移植存在严重的供需不足。对器官分配，应坚持医学标准和参照社会价值标准，尽量做到公正分配，并且使器官得到最佳利用。同时，依法鼓励器官捐献，扩大器官来源，推动器官移植医学的进步，从而挽救更多人的生命。

3. 坚持知情同意　在器官移植过程中，医护人员对所有捐献者都应该告知实情，做到知情、自愿、同意。医护人员应该向捐献者说明器官摘取手术的风险、可行性、可能发生的并发症、术后药物维持、注意事项、预期后果等详细情况。对尸体捐献者坚持亲属同意原则，按司法组织程序办理，并签署知情同意书。

4. 反对器官商品化　器官移植立法是人类文明进步的标志。器官移植是人类的一种自愿互救行为，体现了高尚的人道主义精神。人体器官不是法律上的物，不具有财产性，不能交易，买卖人体器官是犯罪行为，应依法追究刑事责任。医务人员坚决不参与任何形式的有关器官移植的商业性活动，努力减少因器官移植而引发的道德冲突和医疗纠纷。

第三节　特殊病人护理道德

特殊病人在这里主要包括妇幼患者、老年患者、精神病患者及传染病患者，由于他们的生理、心理、病理各有其特殊性，因此，护理难度大、要求高、责任重。要做好特殊病人的护理工作，护理人员必须加强自身道德修养。

一、妇产科病人的护理道德规范

（一）妇产科病人护理的特点

1. 责任大　妇产科护理不仅在妇科病防治、产科临床及妇女卫生保健中具有重要意义，而且影响到子孙后代。如孕期健康护理太差，轻则可能导致孕妇生病，胎儿发育不良，重则可能导致胎儿智力低下甚至发生畸形；在妊娠和分娩过程中，也可因妊娠和分娩的变化而突然发生意外，危及产妇和婴儿生命。这不仅不能给家庭带来幸福、欢乐，反而会给家庭、社会带来负担。因此，妇产科护理人员的责任重大，直接关系到国家、民族、社会和家庭的利益。

2. 任务重　妇产科工作不但要为患病妇女服务，也要为正常的健康妇女服务。其护理活动不仅关系到妇女性器官的有关生理和病理变化以及妊娠全过程的各种生理、病理变化，也涉及服务对象的婚姻、家庭、生育等问题，还涉及保护妇女权益、优生优育、计划生育政策等。因此，妇产科护理工作社会性强、影响大、涉及面广、任务繁重。

3. 要求高　由于妇产科工作常常涉及两代人的生命、健康，关系到千家万户的幸福、欢乐，影响国家、民族的兴旺、发达，所以，国家、社会、患者及家属对妇产科医务人员的要求高，希望他们为患者及时确诊，妥善治疗，科学护理，使患者早日痊愈。

（二）妇产科护理的道德规范

1. 态度诚恳，和蔼可亲　妇产科病人都是女性，依赖性强，忍耐性差，情绪波动大。因此，护士要主动关心、体贴病人，态度要和蔼，说话要亲切，言行要礼貌。不因病人缺乏卫生知识，病史陈述不清而急躁，要耐心引导；不因涉及隐私，病人掩饰病情而横加斥责，要耐心疏导；不因病人哭闹叫喊不休而厌烦，要耐心安慰；不对未婚先孕者进行讥讽或草率处理，要予以同情。总之，护士要尊重病人的人格，关心病人，增加其安全感和对医务人员的信任感。

2. 行为端庄，作风严谨　妇产科病人多患有生殖器官疾病，普遍存在害羞、惶恐等心理状态。所以，对妇产科病人进行检查或治疗时，态度要严肃，行为要端庄，不得随意开玩笑，不得有邪念，在病房检查或治疗操作时应注意避开异性和人群，不得过分暴露患者的身体。对患者的病情、病史及个人隐私要保密，决不能泄露或当做闲谈的资料，尊重其人格。

3. 掌握心理，耐心指导　妇产科病人由于疾病、手术、妊娠等会出现一些特殊的心理变化，如青春期月经初潮的神秘、惊恐，更年期的急躁、忧虑、固执等。护士要针对病人的不同心理耐心解释、诱导，表现出高度的同情和关心，消除病人的顾虑，增强其信心，以利于康复。

4. 工作认真，精益求精　妇产科护理质量的优劣，不仅直接关系到患者本人的生命安危，还会影响第二代的身心健康。同时，也牵动着父母和亲友的心。尤其现在提倡一对夫妇只生一个孩子，产妇往往顾虑很多。因此，护士要有高度的责任感，工作认真、谨慎。

5. 不嫌脏臭，处置果断　妇产科工作因分娩时间无定准，护士常常不能按时就餐和休息，加之又常与羊水、粪便、污血、恶露等接触，因此，护士要有不怕苦、脏、累的精神。另外，妇产科病人病情变化快，有一定的危险性。例如，妊娠合并心脏病突然发生心力衰竭，过期妊娠突然胎心不好，分娩时突然羊水栓塞等，这些都需要医务人员迅速判断病因、病情，果断采取措施，敏捷进行处理和抢救。因此，护士还应有当机立断的魄力和敢担风险的精神。

二、儿科病人的护理道德规范

（一）儿科病人护理的特点

儿科的服务对象是从新生儿到 14 岁的病人。他们在生理、心理、病理、营养、代谢等方面，以及疾病的发生和发展规律等方面，都与成人不同。因此，儿科护理有其特殊性。

1. 范围广，内容杂　儿科护理不仅要为患儿进行技术护理、心理护理，而且还要为其进行生活护理。由于患儿生活不能自理，加之年幼，因此更加需要护士关心他们的饮食起居、衣着冷暖、卫生和服药，注意他们的安全等。哪一个环节照顾不好，不但影响疾病的诊治和康复，而且会出现新的问题，甚至发生意外。所以，儿科护理工作内容复杂，工作量大。

2. 难度大，困难多   儿科护理工作不仅内容复杂，而且困难多，难度大。首先，患儿在治疗和护理过程中往往不予配合，甚至哭喊叫骂，给护理带来很大难度。其次，婴幼儿的语言表达能力和理解能力较差，即使年龄稍大一些的患儿也不能完整地表述病情、陈述病史，许多情况来自家长的叙说，带有间接性，可靠性差。第三，患儿稚嫩、幼小，往往接受医疗操作的耐受力差，致使护理手段的选择范围较小。

3. 要求高，责任重   首先儿童是祖国的未来，民族的希望，家庭的寄托。其次，患儿接受医疗操作的耐受力差，致使护理手段的选择范围小。第三，患儿免疫力比成人差，易感染疾病，而且发病急，变化快。因此护士要有工作的紧迫感，以高度的责任感促进患儿康复和防止并发症的发生。

（二）儿科病人护理的道德规范

1. 关爱患儿，奉献爱心   患儿在家有父母照顾和体贴，住院后由于生疏的环境、陌生的医务人员、疾病的折磨或由于往日疾病治疗中的痛苦体验等，很容易使患儿产生紧张、恐惧心理。因此，护士对患儿要态度和蔼，表情亲切，说话轻柔，像父母一样关心、体贴和照顾他们，使他们感到家庭般的温暖。对待一些有异常姿势、步态或有身体缺陷的患儿，不要取笑、奚落，避免伤其自尊，即使暂时不合作的患儿，也不要责怪。对病情迁延、反复和治疗效果不佳的患儿，更要不厌其烦地多加安慰、鼓励，在家长的配合下帮助患儿树立信心，从而使患儿配合治疗和护理。

2. 密切观察，工作严谨   儿童处于生长发育的阶段，免疫力比成人差，较易感染疾病，且发病急，病情变化快，加上孩子不善于表达，所以，儿科护士要密切观察患儿病情的变化，特别是夜间值班不能麻痹大意。护士要通过观察患儿的精神状态、体温、脉搏、呼吸以及吸吮能力、大小便性状、啼哭的声音等变化，了解病情变化的征兆，并对观察结果认真分析，做出判断，及时给医生提供病情变化的信息并共同采取处理措施，以免病情加重或因发现不及时而延误抢救。在护理患儿的过程中工作要严谨，处事要审慎，严格遵守各项操作规程。

3. 心理护理，治病育人   患儿患病住院，心理变化复杂，时而欣喜，时而哭泣，时而顺从听话，时而拒绝治疗。护士应针对每个患儿的特点进行心理护理，尽量满足患儿的心理需要。同时，护士要注意自己的一言一行对患儿道德品质造成的影响，不哄骗、恐吓患儿，以免使其染上说谎、不诚实的习惯。总之，护士既要努力尽早使患儿痊愈，又要培养患儿良好的道德品质，尽到治病育人的责任。

三、老年病人的护理道德规范

人口老龄化问题是当今世界普遍关注的重大社会问题。根据联合国的规定，凡一个国家或地区60岁以上的老年人口占总人口的比例超过10%，或者65岁以上的老年人口占总人口的比例超过7%，就称为老龄化社会。进入21世纪后，我国的人口老龄化进程加快，所带来的社会问题日益突出。其中促进老年人的健康，提高老年人的生活质量是必须解决的问题。因此，老年护理的范围将更加广泛，任务将更加繁重。

（一）老年病人护理的特点

1. 护理任务重　老年人由于器官、组织、细胞的生理性的自然衰老，生理功能和心理功能逐渐减退，躯体的适应力和抵抗免疫力日趋降低，发病率高，并发症多，恢复缓慢，易留下各种后遗症。因此，病人要求多、顾虑多，加之某些感官失灵，行动不便，生活自理能力差，从而使对老年病人的护理范围大，护理任务重。

2. 护理难度大　老年人听力下降，记忆力差，患病后主诉不确切，回答病史含糊；老年人体温调节功能降低，患病时体温增高不明显，对于疼痛的反应不敏感，从而造成症状和体征不典型；老年人免疫功能下降，患病住院后容易发生交叉感染；老年病人病情复杂多变，有的人多种疾病集于一身等，这些特点均可造成误诊、漏诊或延误诊治。加之有些老年人偏激、固执、不易合作等，致使护理难度大。

3. 心理护理要求高　老年病人来院就诊或住院治疗，常常表现出精神紧张、忧郁、焦虑、惊恐不安等心理特点。在诊治、护理的过程中经常向医护人员探问自己的病因、病情、用药或手术的安全性，甚至喋喋不休地询问治疗和护理中出现的微小问题和预后情况。有的老年病人还怀疑诊断的正确性，向医护人员提出质疑。有的老年病人悲观失望，表现出沉默不语或拒绝治疗。以上都给心理护理提出了更高要求。

（二）老年病人护理的道德规范

1. 理解与尊重　老年人阅历深，资格老，自尊心强。患病后，离开了工作多年的岗位，离开了和家人团聚的温馨家庭，住进了陌生的医院，其家庭、社会角色发生改变。这种角色的改变往往使老年病人的自尊心受到打击，加之孤独、焦虑、忧郁和痛苦，病人对医务人员有一定的警惕性，也很敏感。因此，护士要理解尊重老年病人，称呼要得体，言行要礼貌，耐心倾听他们的意见和要求，能做到的尽力予以满足，限于条件做不到的要予以耐心诚恳的解释，使他们产生信任感、安全感。

2. 关心与帮助　老年病人大多年老体弱，缺乏自理能力，对诊断、治疗疑虑较多，对预后更是忧心忡忡。因此，护士要关心、帮助老年病人，如：给予富有营养、易于消化的饮食；经常性地帮助他们洗头、梳头；对步履艰难又无家人陪伴的老人，护士应搀扶或推轮椅助其检查或进行室外活动；详细交代服药的方法、时间等，使老年病人感到家庭般的温暖。

3. 耐心和细致　老年病人大多身体衰老，反应迟钝，说话啰唆、重复，口齿不清或语无伦次。有些老年病人自控能力差，情绪易受外界因素的影响。有的老年病人还固执己见，不能很好地配合治疗和护理等。因此，护士对老年病人要宽容，耐心地为他们服务，并采取老年病人乐意接受的方式进行护理。同时，由于老年病人的生理、病理特点，疾病往往缺乏典型的症状和体征，病情又复杂多变。因而，护士要细致地观察病情变化，认真巡视病人，尤其夜间值班更应高度警惕。当病情变化时，积极采取治疗、护理措施，防止差错事故的发生。

四、精神病病人的护理道德规范

（一）精神病病人护理的特点

1. 人道性与开放性 精神病患者绝不是罪人，不应惩罚他们，而必须给予人道主义治疗和护理。精神科的护士要把精神病患者视为更加痛苦的病人，深刻地理解他们的痛苦和不幸，对他们实施人道主义与开放性的护理，使患者接触社会，开展丰富多彩的文体活动，并根据患者的病情尽量满足其兴趣和爱好，解除患者的陌生感和恐惧感，提高其对生活的信心和勇气。

2. 自觉性与主动性 急性或严重精神病患者，由于精神活动失常，不可能正确反映客观事物。因此，病人对医护人员的工作难以进行监督和恰当地评价，全凭医护人员自觉、主动工作。因此，自觉性和主动性也是精神科护理的特点。

3. 理智性与安全性 精神病患者的症状复杂多样，有的患者价值观念倒错，东西你我不分；有的患者受"钟情妄想"的支配，表现出对异性医护人员的追求；有的患者受幻觉、妄想的支配而发生冲动自伤、伤人、毁物行为。对此，护士要能够理解并理智对待，以严格的规章和措施保证病人的安全，防止意外事故的发生。

（二）精神病病人护理的道德规范

1. 理解病人，尊重人格 尊重精神病患者的人格与权利是护士应当遵循的首要的伦理道德规范。护士不能因病人的言行无礼、粗暴，表现幼稚而斥责病人，或拿病人的病态表现当做谈笑话题，侮辱人格，更不能与病人争辩；要正确对待精神病患者提出的问题和要求，合理的要求尽力满足，不合理的要求婉言解释；同时，除病情和治疗需要外，不要轻易地约束病人，更不能将约束作为报复、威胁、恐吓病人的手段，否则就是对精神病患者人格和权利的侵犯。

2. 保守秘密，恪守慎独 精神病患者病情复杂，与个人经历、家庭教养、社会环境以及各种因素的影响有关，病史往往涉及病人的隐私，因此，保守秘密是医务人员应当遵守的职业道德规范，绝不能向任何无关人员泄露病情隐私。同时，由于精神病患者的精神活动失常，不可能正确地反映客观事物，对医务人员的工作无法给予恰当评价。所以，护士要恪守慎独，不管病人是"清楚"还是"糊涂"，无论有无监督，都要按规定的程序自觉、主动、定时、准确地完成治疗护理任务，不得马虎行事。

3. 举止端庄，作风正派 精神科护士在与病人交往时，态度要自然大方，举止端庄稳重。要保持自尊、自重、自爱，对异性病人不可过分地殷勤，以免使其产生误解，导致不良后果。给异性病人做心理治疗谈话时，护士不可在单间病室停留时间过长。护士对病人生理特殊部位进行护理时，最好由同性护士去做，如果没有同性护士，也需要两位护士在场。

4. 工作严谨，保证安全 精神病患者的护理异常繁杂，要求精细、严谨。如精神病患者携带的财物，护士要认真保管，并向家属或单位交代清楚，不可利用病人价值观念上的倒错，而取得物质上的利益。同时，精神病房管理极为重要，应特别注意病人的安全，特别是针对有些病人的自伤、自杀及伤人毁物的行为。护士要严格病房的安全管理制度，定期巡回护理，检查病房有无刀、剪、绳、带等危险物品，注意了解每个病人的心理状况，密切观察病人的行为，保证病人的安全。

五、传染病病人的护理道德规范

传染病是指由各种致病性病原体（如细菌、病毒等），通过各种途径侵入人体而引起的传染性疾病。传染病除了给病人带来身心痛苦外，还可以传染给他人，甚至造成暴发流行，严重危害广大人民群众的健康，影响社会的稳定。因此，护理传染病病人有其特殊的要求。

（一）传染病病人的护理特点

1. 消毒隔离要求严　传染科病房是各种传染病集中的场所，每个传染病患者都是传染源，为了控制传染病的传播和防止交叉感染的发生，必须加强消毒隔离管理，包括病人入院时的衣物、生活用品以及分泌物、排泄物等的消毒；对病人要进行严格隔离，不允许互串病房，严格探视制度；防止传染科病房内的污物、污水流入社会、家庭等。因此，消毒隔离制度严格，是传染科护理的重要特点。

2. 心理护理任务重　传染病患者心理复杂，压力大。一个健康者感染传染病后，由于对所患疾病的性质不了解和对其预后难以预测，加之担心亲属被感染，必然产生紧张、焦虑、抑郁、恐惧等情绪。住院患者由于被隔离，又会产生被限制、孤独感和自卑感。急性传染病患者因发病急骤、缺乏思想准备而产生紧张、不安全感。慢性传染病患者因病情迁延、恢复较慢而产生悲观失望的情绪，加之社会对传染病患者又有偏见，更加重其心理负担。

3. 社会责任大　在传染病护理中，护士不仅对病人个体负责，而且要对他人、社会人群负责。如果护士工作不负责任，消毒隔离不严格造成院内感染，在一定条件下会引起传染病的暴发流行，从而造成严重的社会后果。因此，社会责任大，是传染科护理的又一个极为显著的特点。

（二）传染病病人护理的道德规范

1. 热爱专业，乐于奉献　传染科医护人员不仅肩负着对病人的责任，而且承担着防止传染病在人群中流行的社会责任，工作是光荣而艰巨的。传染科医护人员每天接触传染源，时刻有被传染的危险，加之社会上有些人对传染病专业有不正确的认识。这就要求传染科医护人员要热爱本职工作，端正专业思想，不断提高业务水平，以精湛的医术和强烈的社会责任感服务病人，具有献身精神。

2. 尊重病人，调节心理　传染科护士要设身处地为病人着想，充分体谅他们，理解他们的苦衷，尊重他们的人格和权利。同其他病人相比，传染科病人的心理压力较大，心理需求较多，护士应千方百计创造条件，运用多学科知识，针对不同病人的心理问题，做好心理护理，使病人拥有良好的心境，达到尽快康复的目的。

3. 严格制度，防止感染 一个传染病患者不仅是疾病的受害者，又是一个传染源。因此，对于传染病患者进行隔离治疗的道德价值是无可非议的。所以，传染科医护人员要以高度的社会责任感，严格执行消毒隔离制度，牢固树立无菌观念，切断各种传播途径，防止交叉感染。

思 考 题

1. 简述危重病人以及门诊、急诊护理的护理特点及道德规范。
2. 普通手术护理要遵循哪些道德规范？
3. 简述器官移植手术护理的道德规范。
4. 简述妇产科、儿科病人护理的特点及道德规范。
5. 简述老年病人、传染病病人、精神病病人护理的道德规范。

第八章　临终护理和尸体料理道德

知识要点

1. 临终病人的心理特点。
2. 临终护理的道德规范。
3. 安乐死的道德规范。
4. 死亡教育的意义。
5. 尸体料理的道德意义和规范。

案例

　　1986年6月我国陕西省汉中市发生了一起安乐死事件，患者是一位患有"肝性脑病"的老年妇女，被疾病折磨得痛苦不堪。在其儿子王明成的反复要求并签字后，医生马某给患者注射了冬眠灵，加速了病人的死亡。之后王明成与马医生双双被检察机关提起公诉，但后来被无罪释放。2003年，为身患绝症的母亲实施"安乐死"的王明成因患胃癌晚期，再次要求为自己实施"安乐死"，但因为法律上的空白，所有的医生都没有勇气。王明成于同年8月3日，在病痛的折磨中死去。

　　请就本案例谈谈对安乐死的认识。

　　医学的目的是寻求和实施保持健康的方法，但生命毕竟是有终点的，死亡才是生命的最后归宿。因此，在生命的最后阶段，医学必须要面对临终状态以及对尸体的处理和关怀。正确认识临终状态和死亡既是医学研究的重要内容，也是护理伦理学需要重视的问题。

第一节　临终护理道德

　　临终护理的对象是那些步入人生最后旅程而又亟待帮助的暂存者，在迈向死亡的进程中，病人的心理反应经历着一系列变化发展的过程。作为护理人员，掌握临终病人的心理特点和行为要求，恪守临终护理的道德规范，是确保临终护理质量的前提。

一、临终病人的心理特点和要求

（一）临终的概念

临终是指由于自然老化、疾病或意外事故造成人体主要器官的生理功能趋于衰竭、生命活动趋向终结的状态。目前我国将能存活 2~3 个月的病人称为临终病人。

知识链接

国际上对临终时期尚未有统一的标准。日本对只能存活 2~6 个月的病人称为临终病人；美国对估计只能存活 6 个月以内的病人称为临终病人；而英国对预计能存活 1 年以内的病人称为临终病人。

（二）临终病人的心理及行为反应

临终意味着面临死亡。在这即将结束人生的日子里，病人不仅在生理上会发生很大变化，而且在心理和行为上反应也很复杂。因此，了解临终病人的心理变化、行为和要求，将有助于我们更好地处理临终护理中的道德问题。

美国医学博士库布勒·罗斯在 1968 年发表的《论死亡和垂死》中将身患绝症患者从获知病情到临终整个阶段的心理反应过程总结为五个阶段：

1. 否认 病人不承认自己患了绝症或病情在恶化，认为可能是医生的错误诊断，企图逃避现实，表现心神不定。

2. 愤怒 病人已知病情或预后不佳，但气愤命运作弄自己将失去健康和生命。

3. 乞求 病人承认患病的严重后果，期待医护人员能妙手回春或延长生命以便能完成未了的心愿和活动，病人经常忐忑不安，时而安静，时而烦躁。

4. 抑郁 病人已知治疗无望，必死无疑，将要离开人间，面对许多未竟的事情感到极度的伤感、抑郁。

5. 接受 这是临终病人最后的心理反应。病人面对死亡现实，对后事有了安排，反而平静、安宁。

由于人的行为常常有很复杂的表现，因此，这些过程不一定发生在每个临终病人的身上，而且这五个阶段也不是互相衔接的固定程序，它们可以相互交叉，先后颠倒，或者反复出现。

二、临终关怀及其道德意义

（一）临终关怀的概念

临终关怀是指由社会各个层面（医生、护士、宗教人士等）向临终患者及其家属提供的包括医疗、护理、心理、伦理和社会等全方位的照护。临终关怀的目的不是要延长患者的生存时间,而是提高患者的生命质量,临终者在减少身心痛苦的同时,得到无微不至的关怀和温暖,使其无痛苦、舒适地、有尊严地走完人生的最后旅程,并使其家属得到慰藉和居丧关照。

(二) 临终关怀的道德意义

1. 彰显了人道主义精神 对于临终病人来讲,临终关怀缓解了肉体的痛苦,减轻了对死亡的恐惧,提高了病人的生命质量,维护了生命的神圣和尊严。同时,临终关怀也使临终病人家属的心灵在病人临终期及死后得到慰藉。所以它体现出了医学人道主义精神。

2. 有利于现代医学观的形成 临终关怀改变了传统上关于应急性救治和活人至上的医学观念,也改变了医务人员在临床上见病不见人的现象,让医务人员重新审视医学的本质及人类生命的意义,这有利于树立全新的现代医学观。

3. 体现了生命的神圣 临终关怀使得临终者的临终生活在舒适的状态下度过,其生命质量也在其一生的最后得到了确保,能够有尊严地离开人世,其生命价值也得以提高。因此,临终关怀体现了生命的神圣。

4. 有利于医学道德水平的提高和社会文明的进步 临终关怀的特点决定着做好这项工作更多的是倚重医务人员高度的同情心和责任感及对临终病人的人格、权利及生命价值的尊重。因此,这项工作必然会促成医务人员高尚道德素质的养成和提高。临终关怀所倡导的是社会各界人士对社会弱势群体予以关爱的思想,给临终病人及其家属以全面的关怀,这都是人类社会文明进步的表现。

5. 有利于卫生资源的节约 医学先进技术的发展使得医务人员为临终病人延缓死亡来临成为可能。但是这种人为地延长生命的方式一方面极大地增加了临终病人的痛苦,另一方面也加重了临终病人家属的经济负担,浪费了大量的卫生资源。而临终关怀不侧重于无意义的抢救,无疑将有助于卫生资源的节约。

知识链接

据调查,1994 年我国大约 30% 的医疗费用用于生命的最后一年,其中 40% 的费用应用在生命的最后一个月。这一年,全国共花费 50.258 亿元用在维持病人生命的最后一个月,平均每月消耗 4.188 亿元用于病人的"临终救护"。

三、临终护理的道德规范

临终护理是临终关怀的组成部分,是一种不按一般的医疗程序开展护理工作的特殊服务。因此,临终护理有其特殊的道德规范。

1. 尊重临终病人的权利 临终病人的各种意识活动有可能还存在或维持正常,因此,他们有权对自己的生活方式、医疗、护理措施等提出自己的要求和主张,也有对自己病情的知情权和死亡方式的选择权。

2. 理解临终病人的心理、行为 处于临终状态的病人可能表现出抑郁、沮丧，或悲观、绝望，甚至愤怒、不讲道理、不配合等令人难以接受的反应。此时护士应做到与病人的感情融为一体，同时抱着理解的态度，深入病人的内心世界，去做病人的心理护理，使病人能获得精神上的安慰，在生命最后的时刻仍然享受到优质的护理，在极大的安慰中逝去。

3. 帮助临终病人解除恐惧和痛苦 临终病人对死亡有着不同程度的恐惧心理，伴随着消极、痛苦等不良情绪。对此，护理人员要主动、热情地与病人接触，给病人以精神上的鼓励和支持，使病人以平静、乐观的态度度过其生命的最后阶段；有些病人，长期被疼痛折磨，其躯体遭受极大痛苦，控制疼痛成为他们的迫切要求，此时应及时应用止痛剂而不需要考虑止痛剂应用后成瘾性等问题。总之，护理人员应采取医学的、心理的方法，尽最大努力去帮助病人解除肉体上的痛苦，提高其临终生活质量。

4. 照顾和关心临终病人的家属 死亡是死者的不幸，同时也是生者的不幸，活着的人对死者的留恋带来的精神痛苦有时超出临死者的自身体验，作为护士应设身处地地对家属予以理解和同情，真心地帮助他们解决一些实际问题，尽可能地减轻家属的精神痛苦，使他们早日从失去亲人的痛苦和遗憾的困境中解脱出来。

第二节 死亡和安乐死的道德问题

死亡是人生的必然归宿，是生命旅程的终点，生与死共同构成了完整的生命周期。死亡质量是衡量生命质量的重要指标，所以医护人员需要关注死亡，努力提高患者的死亡质量。要做到这一点，就必须重视如何确认死亡，怎样对待安乐死，怎样开展死亡教育等十分重要的医学和伦理道德问题。

一、死亡标准的演变及其道德意义

一般而言，人们把死亡理解为人体的器官、组织、细胞等的整体衰亡，生物学生命新陈代谢的停止，同时，死亡是人类自我存在的结束。在此基础上，人们认识到，死亡的本质是个体生命的终结和自我意识的丧失，是不可逆的过程，但对于这一过程进展到何种程度就可以确定为死亡的问题是一直困扰着医学界和哲学界的难题。随着医学的不断进步，关于死亡标准的界定也是不断变化的。

（一）死亡标准的演变

生与死是客观规律决定的，是无法选择的事实。人自从生下来那一刻就已踏上了一条向死的不归路。就医学上看，人需要了解死亡的过程，确定哪一个时刻是生死的分水岭。

1. 传统的死亡标准——心肺标准 在传统的死亡概念中，人们都是以肺功能作为判断生命本质的标准，因此，死亡就成了个体心跳、呼吸停止的代名词。时至今日，在一些国家仍然用心肺功能作为判断死亡的最终标准。

然而，随着科学的进步，心肺死亡标准受到越来越严重的挑战。人们在大量的医学实践中发现，心死不等同人死。这说明仅以心跳停止来断定死亡存在着极大的缺陷。

另外，心脏移植成功和人工心脏的临床应用告诉我们：心脏死不等于人要死，心死不等于人死。对传统的心肺死亡标准必须进行科学的再认识，寻找更能反映死亡本质的新的死亡标准。

知识链接

1962 年前苏联著名物理学家兰道惨遭车祸，4 天后心脏停止跳动，血压降到零。但经医生抢救后心脏恢复跳动。第二个星期，他的心跳又中断 3 次，每次都又恢复过来，直到 1968 年兰道才最后去世。按照心肺死亡标准规定，兰道已经几度起死回生。

2. 脑死亡标准　人体是一个多层次、多器官、多系统的生命有机体，在走向死亡的过程中，各种器官和组织并不是同时死亡，而是分层次进行的。现代医学的大量研究揭示：大脑的死亡才意味着一个生命个体不可挽回地终结。当人的脑细胞死亡数量达到或超过一定极限时，其思维意识、感觉、自主性活动及主宰生命中枢的功能将永久性丧失，即使使用人工心肺机等措施维持心脏的跳动，最终也无助于大脑机能的恢复和意识的维持。故此"脑死亡"应当作为诊断人类死亡的科学标准。

脑死亡是指某种病理原因引起脑组织缺血、缺氧而坏死，致使脑组织功能和呼吸中枢功能达到不可逆转的消失的阶段，最终导致病理死亡。

知识链接

1968 年，在世界第 22 次医学大会上，美国哈佛医学院特设委员会为脑死亡下的定义是"脑功能不可逆性丧失"，并以此作为新的死亡标准。4 条判定脑死亡标准即著名的哈佛标准如下：

(1) 对外界刺激和内部需要无感受性和反应性；

(2) 无自主的肌肉运动和自主呼吸；

(3) 无反射（主要是诱导反射）；

(4) 脑电波平直。

以上 4 条标准持续 24 小时观察及反复测试结果无变化，而且要排除体温 <32℃和服用过巴比妥类等中枢神经系统抑制剂的病例，即可宣布死亡。

从传统的心脏死亡标准过渡到脑死亡标准，标志着人们对生命与死亡的认识更加科学化，对客观世界的认识又向前迈进了一步，人类将更加科学、更加理性地对待死亡。

（二）确立死亡标准的道德意义

死亡标准经历了一定的历史变迁，目前，根据医学发展的水平，脑死亡已成为大多数国家都采用的死亡标准。脑死亡标准的确立有以下几方面的道德意义：

1. 有利于科学地确定死亡，维护生命 传统的以心跳和呼吸的停止为标志的死亡标准，并不是判断死亡的可靠标准。以呼吸心跳作为死亡标准判定的"死者""死而复生"的例子比比皆是，而脑死亡则是绝对不可逆的。采用脑死亡标准来确定死亡，既可以避免传统死亡标准的弊端，又使人的生命得到维护。

2. 有利于合理地利用卫生资源 当代医学高新技术的应用可以使由于自动呼吸和心跳停止而死亡的人维持非"心脏死亡"状态，使个体保持一种无意识的"植物体生命"（植物人）。这种状态无论对死者还是社会都失去了价值，但在同时却耗费着惊人的医疗费用。脑死亡标准的确定，可以提示人们不再毫无意义地维持大脑已死亡的死者的"植物人状态"，从而使宝贵的卫生资源得到更合理的利用。

3. 有利于器官移植的顺利开展 器官移植需要从尸体身上取出活的器官，这种手术要求时机适宜，越早越好。按照传统的死亡标准，就不能从已经脑死亡而心跳呼吸仍在机械维持下存在的尸体上摘取可供移植的器官，器官移植的发展受到了限制。以脑死亡作为死亡标准，能使更多的人从中获得生命的延续，这也符合社会功利主义的道德原则。

4. 有利于从整体上认识人的死亡 传统的死亡标准，是属于生物学死亡的标准，而脑死亡标准，则能够把人的死亡提高到既是社会的、法律的，也是哲学的、宗教的这一高度来认识。人是兼意识、感觉为一体的有机生物体系统，所以脑死亡作为死亡标准，有利于从整体上认识人的死亡。

5. 有利于法律的完善 以心肺功能停止作为死亡判断标准，造成一些案件处理中出现合情但不科学的情况。如医生对仍有心跳和呼吸的脑死亡病人不得不作出积极抢救的姿态，否则将会被指控为故意杀人，而被判有过错。脑死亡标准的确立，将为法律处理此类问题提供科学依据，有助于防止和处理此类医疗纠纷，从而促进法律的完善。

二、安乐死及其道德争论

（一）安乐死及其分类

1. 定义和特点 安乐死指医务人员应濒死病人或其家属的自愿请求，经过一定的法律、道德及科学程序，通过作为或不作为，为消除或减轻病人的痛苦，改善其临死时的自我感觉状态，维护其死亡时的尊严，使其安详地度过死亡阶段，而参与实施的，提前结束病人生命的临终处置方式。

与一般的死亡相比，安乐死具有如下特征：安乐死执行者的动机和意图必须是道德的；安乐死必须由医务人员参与；安乐死的对象必须是在目前医学条件下身体无法复原的绝症患者；安乐死必须是由病人或家属自己提出要求才可以实施，为了慎重，还要考察病人意愿的真实性和坚定性，并经过一定的等待期才可以实施安乐死。

2. 分类 根据安乐死实施中"作为"与"不作为"将其分为积极（主动）安乐死和消极（被动）安乐死。

（1）**积极安乐死**　积极安乐死是指对已无法借助现代医学知识或技术挽救其生命的病人，医生为缓解其痛苦，主动以直接或间接的方法提早结束其生命。积极安乐死是杀人的一种形式，通常称之为慈悲杀人。这种行为在法律上被认为是有意的、有计划的蓄意谋杀。医护人员决不能参与这样的行为，否则，构成谋杀罪。

（2）**消极安乐死**　消极安乐死是指医生对已无法借助现代医学知识或技术救治的濒死病人，停止治疗，让病人自然死亡。消极安乐死只是让死亡过程自然进行，是让一个人自然死去，这与杀死一个濒死病人是不同的。相比较而言，人们对于消极安乐死更易于采取宽容和谅解的态度。

（二）安乐死的道德争论

安乐死在医学上表现为一种逆向的操作，即医务人员消极或积极地加速病人的死亡。当今医学界、伦理界、法律界以及其他社会各界针对安乐死问题是否合法、合理的讨论仍然十分激烈。目前在我国大致有两种不同的观点。

1. 支持安乐死的观点

（1）**能减轻病人的痛苦**　当一个病人已濒临死亡，而且不可逆转、极端痛苦，这时最人性的方式就是让他体面地结束生命，而不是进行痛苦挣扎。安乐死帮助病人结束生命，免除临终的痛苦，符合病人的利益，是人道之举。

（2）**符合公益、公正原则**　安乐死的实施，既可避免社会卫生资源的浪费，又可以将有限的卫生资源用于能生还的病人和其他卫生保健事业上，充分发挥资源利用的效率和效益，这对于病人、家庭和社会都是有益的。

（3）**人理应拥有选择死亡方式的权利**　人有生的权利，也有选择死的自由，尊重人死亡的权利，实现的是以人为本的原则。人有权利死得庄严、死得安详。安乐死的自我选择，是人类对生命的理性追求，是社会进步和人类文明的标志。

2. 反对安乐死的观点

（1）**违背了现行法律**　安乐死在我国尚未立法，由医务人员或者病人家属来执行安乐死是非法的，无异于杀人。安乐死在未被立法之前实施，也容易被他人所利用，成为变相杀人的工具。

（2）**违背了医务人员救死扶伤的崇高职责**　医学人道主义是对病人的尊重、同情、关心和救助。而实施安乐死实际上是医生人为地结束了病人的生命。这显然与医生的职责相冲突。所以说，安乐死与医务人员的根本职责相悖，违背了医学人道主义。

（3）**对医学发展产生不利影响**　所谓"不可逆转"是一个相对概念，随着医学进步，许多"不可逆转"、"不可救治"的病人都可进入"可逆转"、"可救治"的范围。如果实施安乐死，在一定程度上将导致医务人员放弃探索根治"不治之症"的责任，使病人错过转危为安的机会，将妨碍医学科研的发展。

三、死亡教育道德

死亡教育是将有关死亡与濒死及其与生活相关的知识特别是相关的伦理道德知识传

递给人与社会的一个教学过程。

在提供临终服务的过程中，大力开展死亡教育，引导其树立科学的死亡观，坦然面对死亡，这是医务人员的责任，同时医护人员也要进行自我的死亡教育，提高自己抵御死亡恐惧的能力，达到超越死亡的境界。

目前，许多国家都非常重视死亡教育。荷兰、美国等西方发达国家甚至把死亡教育深入到从小学到大学教育的每一个阶段。这是因为死亡教育具有重大的现实意义和道德意义。

1. 有利于人们树立正确的死亡观　死亡教育能使人们正确认识生命现象的本质，透视死亡，珍惜、善待有限的生命。人们不能改变死亡的到来，但能够把握自己对死亡的态度。死亡教育有利于人们建立正确的死亡观，做到既珍惜和热爱生命，又能正视和接纳死亡，使自己活得愉快，死得安逸。

2. 有利于人们克服对死亡的恐惧　濒死患者大多对死亡有着沉重的焦虑和恐惧等心理，承受着躯体和精神上的极大痛苦。死亡教育能使人们了解人体生物学死亡的原因和过程，消除对死亡的恐惧心理，使临终者较为坦然地面对死亡现实。

3. 有利于废除殡葬陋习，兴社会文明新风　人死以后以适当的方式妥善安置，采取适当的形式悼念，寄托哀思，这是人之常情。但丧事大操大办，搞封建迷信，是不可取的。死亡教育能使人们正确地看待死亡，破除封建迷信，促进丧事从简。因此，死亡教育对于倡导殡葬改革，抓好"死"的文明建设，兴社会文明之风，促进人类社会的健康发展都有深远的意义。

4. 有利于促进医学科学的发展　死亡教育可以解放人们的思想，破除"灵魂不死"的观念，促进尸体解剖和检验的发展。也有利于促进遗体捐献行为，为人类奉献出最后的爱心，使其精神得以升华。

5. 有利于提高人类生命质量　死亡教育的实施，可使人们意识到生命的短促和时间的宝贵。当人们意识到死亡这一事实必然到来时，便会格外珍惜有限的时间，设法提高生命质量，最终以自己充实而有意义的一生来迎接死亡的到来。

第三节　尸体料理道德

病人死亡之后的善后处理，包括尸体料理、尸体解剖、对家属的安慰等，其中尸体料理是首要环节，它不仅关系到死者的尊严、生命的神圣，还关系到家属和亲友们的身心健康。做好尸体料理及其善后工作是对病人生前护理的延伸，也是对死者亲属的最好安慰；护理人员应保持崇高的道德责任感，认真完成好死者的善后处置任务。

一、尸体料理及其道德意义

（一）尸体料理的概念

尸体料理是护理人员在病人死亡后对死者尸体所进行的一项护理，其目的是保持尸体清洁无味、五官端详、肢体舒展、体表部位状态正常、易于鉴别等。虽然人的生物学属性可随心跳、呼吸的停止和大脑功能的丧失而逐渐消失，但其社会学属性不会随之很快失去。故护理人员做好尸体料理十分重要，绝不可因病人的离世而对其尸体的料理采取轻视、松懈的态度。

（二）尸体料理的道德意义

尸体料理的道德意义主要表现在以下两个方面。

1. 对死者的负责和尊重　尸体料理是死者在人世间所接受的最后一项护理，也是其生物学特性和社会学特性共同体现的最后一次机会。人们总是企图在生命结束之后，仍能借助于形象继续存在于人们的记忆之中。故护理人员对死者进行良好的尸体料理，是帮助个体实现这一愿望的最后机会，体现着生者对死者人生的负责和尊重。

2. 对死者亲属的安慰和对社会的尊重　死者虽已失去了生命，但其曾经的存在仍然会长存。对其子女来说，死者依然是其可敬可亲的父母；对同事而言，死者的过去或许是他们学习的榜样。至于那些曾经为社会作过重大贡献的人，其对社会和历史的贡献更不会因其辞世而逝去。因此，做好尸体料理是对亲属的极大安慰，也是对社会的尊重。

二、尸体料理道德规范

（一）敬重死者，尽心料理

护理人员应始终保持着尊重死者的态度，认真细致地按尸体料理程序进行操作。护理人员不可认为尸体已无知觉而随意摆弄，轻率暴露；不可有轻视、厌烦的态度；不可违背处置规程或任意省略操作环节；更不可在死者旁边谈笑风生，嬉笑逗闹。

（二）做好尸体及周围环境的处理工作

为避免惊扰其他病人，在条件允许的情况下，病人在临终前应移至抢救室或单人房间，以便进行临终前相应的处理及尸体料理。如果条件不允许，应当设置屏风遮挡，这也体现着对死者的尊重。

（三）劝慰解释，安抚家属

让死者安息，生者慰藉，是护理人员进行尸体料理的工作职责。病人的死亡对其亲属是个沉重的打击，护理人员要理解死者家属的悲痛心情，并提供适当的场所和机会让他们进行宣泄。在适当的时候，还要对家属进行死亡教育，让他们尊重生命的过程，劝导其节哀保重，以健康的心理度过悲伤阶段。

（四）妥善处理遗嘱和遗物

死者的遗嘱和遗物对其家属来说是十分重要的，护理人员应做好死者遗嘱、遗物的清点、保管和处理工作，并及时转交给家属。如果亲属不在，应由两名以上护士共同清点、记录，并交有关人员代为保管。绝不可对死者遗嘱、遗物草率处理，更不可将死者贵重物品占为己有。死者的遗嘱具有法律意义，护理人员要按照死者意愿，将遗嘱移交其亲属或单位领导。同时，也要注意尊重死者的隐私，不可对无关人员泄露遗嘱内容。

思 考 题

1. 简述临终病人的心理特点。
2. 临终护理的道德规范有哪些？
3. 安乐死的道德争论集中在哪些方面？
4. 死亡教育的意义是什么？
5. 尸体料理的道德意义和规范分别是什么？

第九章　计划生育与现代生殖技术护理道德

知识要点

1. 计划生育实施的形式及各自的道德问题。
2. 优生技术护理的道德规范。
3. 现代生殖技术的形式及各自的道德问题。
4. 现代生殖技术的道德原则。

案例

　　赵某，40岁，因其妻子不孕，在网络上联系到一名年轻女子宋某，欲实施"借腹生子"。前往某医院咨询，要求通过现代生殖技术提取他们夫妻的精子卵子，并以体外受精的方式合成受精卵，再将受精卵植入宋某子宫实施代孕，事后将付给宋某高额报酬，宋某已经同意。医生认为这样做涉及伦理问题，不予提供帮助。赵某认为他们夫妻与宋某都同意这样做，不涉及道德问题。于是，双方发生了争论。

　　你对此持何态度？理由是什么？

　　实行计划生育是我国的一项基本国策，控制人口数量，提高人口素质，是关系到家庭幸福、国家兴旺与社会进步的伟大事业。但有意识地控制人口数量和质量的做法在实际运用中还存在众多道德异议，这需要护理人员要保持清醒的认识。为解决部分生殖功能障碍问题，许多现代辅助或替代生殖技术应运而生，但这种人为干预生殖的做法也引发了许多社会争论，在实际实施过程中都需要医护人员认真履行相应的伦理道德规范。

第一节　计划生育护理道德

　　我国人口基数大，增长速度快，现在是世界第一人口大国。这将使我国人民的生活及生存环境不断恶化。所以，我国必须应用生殖限制技术以控制人口的增长，这是实现中华民族长治久安、子孙绵长的重要保证。

一、树立正确的人口观、生育观

人口观是人们对人口问题的基本观点和看法；而生育观则是人们对生育行为的总的看法。我国传统的人口观是把人丁兴旺作为国家兴旺发达的标志；传统生育观是"多子多福"、"传宗接代"。

按照生育自由的原则，所有夫妇都拥有决定其子女人数和生育间隔的生育权利。但人们在行使此种权利时，应考虑把所生育的子女的需要以及对社会所担负的责任结合起来，采取措施适当限制个人的生育自由决定权利。所以正确的生育观认为，生育不仅仅是个人和家庭的行为，同时也是国家和社会的行为，生育的数量应与社会的现代化进步相适应；正确的人口观提倡把人口的数量和人口的质量及价值提高结合起来。

二、计划生育及其社会价值

计划生育是用生物的、医学的、社会的和法律的手段，通过避免或终止妊娠等方法，干预人类的生殖过程，是政府为控制人口数量、提高人口素质而采取的对生育进行计划管理的生育控制政策。

（一）计划生育的概念及政策

1. 计划生育的概念　计划生育是指掌握生育的时间与密度，有计划地生育子女。它的工作内容包括提倡和鼓励青年晚婚，要求育龄男女节育，为育龄男女提供优质的生育健康服务。

2. 我国的计划生育政策　我国的计划生育政策是：提倡晚婚晚育，少生优生；提倡一对夫妇生育一个孩子，农村中确实有实际困难的夫妇间隔几年后可生育第二个孩子。随着计划生育工作的深入进行，我国计划生育工作的重点正在发生转移，由控制人口数量逐步转向提高人口质量和家庭质量；由生育调节逐步转向以生育健康为服务中心；由社会控制逐步转向家庭和个人控制。

（二）计划生育的意义

1. 有利于实现社会主义现代化建设　我国当前的人口特点是：人口基数大，人口增长速度快，人口素质低。这将导致人民群众生活水平和生活质量难以大幅度提高。因此，要在 21 世纪中叶使我国经济发展接近发达国家水平，就必须在大力发展生产的同时，控制人口的过快增加，使人口的增长同社会、经济的发展相适应。

2. 有利于个人的完善和家庭的幸福　早婚早育不利于青年全面发展和自我完善，也不利于家庭幸福的实现。计划生育是利国、利民、利己，也有益于后代的基本国策，能使很多家庭从"越穷越生、越生越穷"的恶性循环中解脱出来。

三、计划生育的形式及道德问题

（一）计划生育的形式

实施计划生育的方法主要有：避孕、人工流产、绝育。

1. 避孕　避孕是运用一定的技术阻止妇女怀孕的措施。目前广泛运用的避孕方法有两类：一类是自然控制法，即根据女性生殖系统周期的生理变化，在安全期进行性生活，达到自然避孕的目的；另一类是人工控制法，即使用避孕药物或避孕器具避孕。

2. 人工流产　人工流产是用人工手段终止妊娠的一种堕胎方式。通常使用的方法有药物和手术两种。人工流产将影响女性的身心健康，它只能作为节制生育的补救措施。

3. 绝育　绝育指对男性输精管或女性输卵管实施手术，阻止精子与卵子相结合，达到永久避孕的生育控制办法。

（二）计划生育中的道德问题

1. 避孕的道德问题　避孕作为控制生育的重要手段已被大多数人接受，但也产生了一些道德争议。

（1）可能使女性放弃生育的义务　随着科技的发展，避孕方式日益方便和安全，可能导致一些人只图寻求性快乐而不愿意承担婚姻责任。

（2）可能引起性混乱　避孕改变了人们的性观念，因为不必担心因意外怀孕对女性的身心影响，性自由度较大，易导致婚前、婚外性关系增多。

（3）可能导致更多的人工流产　避孕失败有可能导致更多的人工流产，而人工流产对女性会带来更大的身心伤害。

2. 人工流产的道德问题　人工流产的道德争论焦点主要集中在以下两个方面：

（1）胎儿是不是人，有没有与成人一样的权利　有人认为胎儿是人，具有与成人一样的权利，人工流产是不道德的，甚至是非法的。有人则认为胎儿不是人，只是母体身体上的一块组织，因此胎儿没有任何权利，人工流产可以在任何阶段实施。

（2）人工流产会不会导致男女比例失衡　如果人们受传统观念的影响而普遍使用性别选择技术，而社会又不加以严格控制的话，就可能造成男女比例失衡，进而引发一系列社会问题。

3. 绝育的道德问题　绝育使婚姻成为不再生育的婚姻，从人口的伦理观点来看是不道德的，但从绝育的目的来看，无论是对个人还是对社会，都是合理的、道德的。为了控制人口的激增，我国鼓励已有孩子的夫妇绝育，这是有利于国家、个人和子孙后代的大好事。

四、计划生育中的道德规范

（一）热情宣传，具体指导

计划生育的对象一般是健康人，他们来医院检查和接受手术时，往往存在各种思想顾虑，甚至有抵触情绪，医护人员既是这一工作的技术服务者，又是其政策的宣传者，要针对服务对象展开宣传教育，做好思想工作。医护人员还要根据服务对象的不同身体情况，介绍各种方法的实际效果，以指导他们采取适当措施。

（二）钻研技术，精益求精

生育控制手术，虽属于"小手术"，但它对受术者个人、集体、国家的影响都很大，所以医务人员必须确保手术安全，保护受术者的身心健康。为此，医务人员要刻苦钻研技术，使生育控制手术不断向更安全、可靠的方向发展。

（三）尊重人格，严守秘密

在生育控制手术中，坚持保密原则，尊重妇女人格，对医务人员来说是极其重要的道德要求。如有未婚先孕的女子要求流产或引产手术，医务人员要像对待其他受术者一样对待她们，要尊重她们的人格，对她们的手术过程保密，不能刁难甚至用粗鲁的手术方式对她们进行惩罚。

（四）执行政策，遵纪守法

生育控制手术是一项政策性很强的工作，强迫命令的强制性做法是违反政策的，是非人道的行为。医务人员必须认真执行有关政策，以严肃认真的科学态度和高度的责任感做好各项手术。同时要遵纪守法，不得参与非法的人工流产和引产，不得私自堕胎，更不能参与非法的取环、开假证明、从中牟取私利等违法乱纪的活动。

第二节　优生技术护理道德

计划生育要求在控制人口数量的同时，提高人口素质。少生与优生密切相连，"少更要优，优才能少"。随着现代医学的不断发展，优生技术也是日新月异，护理工作者在为患者实施优生技术的同时需要遵循一定的道德规范。

一、优生学、优生技术服务及其社会价值

（一）优生学概述

优生即是运用遗传学原理和一系列措施，使生育的后代既健康又聪明。优生学则是一门以人类遗传学和医学遗传学为基础，综合社会学、环境学、医学心理学等学科发展起来的应用学科，是旨在改善人类遗传素质、提高民族体魄和智能的科学。

优生学分为消极优生学和积极优生学。消极优生学是研究如何采取各种措施减少以至消除患遗传病和先天性疾病的个体出生，使人类健康地遗传。积极优生学是研究如何促进人类体力和智力优秀的个体繁衍，如，人工授精、体外受精、克隆技术、胚胎移植、基因工程等。前者容易被人们接受，后者还存在着旧的伦理道德观念的障碍。

（二）优生技术服务的内容及意义

我国优生技术服务的基本内容包括：宣传和普及优生优育知识；杜绝近亲结婚，限

制患有遗传性疾病的人结婚；婚前检查；开展遗传咨询、产前诊断；加强围产期保健和环境保护；新生儿疾病筛查和儿童疾病综合管理等。

优生技术服务是提高或优化初生婴儿的质量、提高人口素质的重要措施，有着重要的生物学和社会学意义。

1. 有利于改善和提高未来人口的体力和智力　大力开展优生学研究和优生技术服务，能有效地降低先天性畸形及遗传性疾病的发生率，提高人群中优良遗传素质的比例，从而全面改善和提高我国人口的体力和智力水平，增强中华民族的自然素质。

2. 有利于家庭幸福和社会资源的合理分配　先天性缺陷患者不同程度地丧失了劳动和生活自理能力，还需要家人照顾，需要更多的医疗卫生服务，给家庭和社会造成巨大的精神负担和经济损失。而优生服务能够保障所生的孩子具有优良的素质，有利于家庭的幸福和社会的安定。

二、优生技术护理道德规范

优生技术服务工作关系到人类的健康、家庭的幸福、社会的安定乃至民族的繁荣昌盛。因此，从事优生技术服务工作的医护人员要以良好的医德规范自己的行为。

（一）产前诊断的道德

产前诊断又称宫内诊断，是指在胎儿出生前运用各种手段，对胎儿进行的特异性检查，检测宫内胎儿的生长发育及健康状况，以诊断胎儿是否患有先天性遗传疾病。产前诊断的开展和推广是淘汰劣质胎儿，保证人口质量的一项重要措施。医护人员进行产前诊断时应遵守以下道德规范：

1. 知情同意、尊重自主选择的原则　产前诊断应在提供产前医学咨询或遗传咨询等相关信息的基础上，取得孕妇及其家属签署的书面知情同意书后方可进行。

2. 趋利避害、有利孕妇和胎儿健康的原则　医护人员从事产前诊断前应综合考虑孕妇及其家属的全面情况，以高度的责任感和认真的科学态度，严格选择产前诊断的适应证，尽可能选择损伤较小、效果较好的诊断方法。任何单位和个人不得实施非医学需要的产前诊断技术，严格禁止实施非医学需要的胎儿性别鉴定。

3. 保守秘密、尊重个人隐私的原则　孕妇或其家属的遗传信息、产前诊断结果、是否选择终止妊娠等信息属个人隐私，医护人员有责任为其保守秘密。避免因检查结果的泄露给孕妇或其家属带来不良后果。

4. 遵守法规、维护社会公益的原则　产前诊断应由取得《母婴保健技术考核合格证书》的医护人员在经卫生行政部门许可的医疗保健机构中进行。而且，医疗保健机构和医护人员在实施产前诊断时必须严格执行卫生部《产前诊断技术管理办法》的规定，不得实施非医学需要的产前诊断技术。

（二）围产期保健的道德

我国将妊娠28周至产后7天定为围产期，这是对胎儿、新生儿及孕产妇健康影响重大的关键时期。围产期保健则是围绕孕产妇的健康和胎儿、新生儿的正常生长发育所进行的一系列保健工作。围产期保健工作的质量的参考标准是围产儿死亡和孕产妇死亡率。所以做好围产期保健也是优生技术服务的一个重要组成部分，其道德要求有：

1. 经常对孕妇进行围产期保健宣传指导。关注孕产妇的心理状态，帮助其创造良好的心理环境，使她们消除不良情绪，解除思想负担。

2. 定期对孕妇进行检查。动态掌握孕妇及胎儿的健康状况。

3. 正确指导孕妇谨慎用药。

4. 大力提倡母乳喂养。

5. 加强对新生儿的护理和预防接种工作。

三、严重缺陷新生儿处理道德

严重缺陷新生儿是指由遗传、先天感染或外伤等原因造成的胎儿发育不全、变态发育或损伤所致的严重生理缺陷。我国是世界上缺陷婴儿出生的高发国家之一。

对于这些严重缺陷新生儿的处置，我国还没有相关的法律或制度可以遵循，作为医护人员，应该坚持医学人道主义的原则，遵循一些基本的医学伦理道德：对于有救治可能的缺陷新生儿，我们要采取一切有效的措施，使他们尽快康复或基本康复；对于目前医学技术无法矫正或救治的缺陷新生儿，我们有义务向其家属说明详情，并尊重家属的选择。

第三节　现代生殖技术护理道德

20世纪80年代末出现的现代生殖技术从根本意义上改变了人类的生育方式，使人类生殖从性当中分离出来。近二十年来，许多不孕不育者及遗传病患者因这一技术获得了健康的孩子。但它也给当今社会医学界和法学界带来了挑战，引发了多种社会道德问题。

一、现代生殖技术的主要形式及其发展

现代生殖技术是指运用现代医学方法代替人类自然生殖过程的某一步或全部步骤，对配子、合子或胚胎进行人工操作，以达到受孕生育目的的技术。最基本的现代生殖技术有三种，即人工授精、体外受精与无性生殖。

（一）人工授精

人工授精技术是指用人工方式将精子注入生殖能力正常妇女的子宫颈管或子宫腔内，以取代性交途径使其受孕生育的一种医学方法。这一技术主要是用来解决男性不育问题，以后又发展为优生学的问题。人工授精根据精子的来源不同，可分为两种：一种是使用丈夫的精液授精，称为同源人工授精；另一种是使用供精者的或冷冻库藏的精液人工授精，称为异源人工授精。

（二）体外受精

体外受精是指从女性体内取出卵子，在器皿内培养后，与经技术处理过的精子在体

外结合，继续培养至形成前胚胎时，再植入子宫内着床、发育成胎儿直至分娩的技术。通过该技术诞生的婴儿俗称"试管婴儿"。该技术主要用于解决妇女因输卵管切除、阻塞、损伤等导致的不孕不育，也可用来解决男子精子缺少问题，还可使用供体卵解决妇女无卵或排卵功能障碍等问题。此外，体外受精与代孕结合，还可帮助子宫患有疾病或子宫已切除不能妊娠而又想要子女的妇女解决生育问题。

（三）无性生殖

无性生殖是指不经过生殖细胞的结合，由母体直接产生出新个体的生殖方式，这是一种简单生命的繁殖方式。

20 世纪 30 年代以来，科学家们进行了大量的动物无性繁殖的研究，以无性方式重复分裂或繁殖，从而创造出与供体细胞遗传上完全相同的后代。这种人工诱导下的无性繁殖过程被称为克隆，这门生物技术被称为克隆技术。多种动物的成功克隆意味着这一技术距离"克隆人"的诞生仅一步之遥，这标志着人类应用克隆技术复制哺乳动物的最后技术障碍已被突破，但这也正是社会学家和伦理学家最为关注的问题和争论的焦点。

二、现代生殖技术的道德冲突

现代生殖技术的临床应用与发展，为人类社会带来了巨大的益处。但这一技术改变了人们传统的自然生殖的生育观念，与社会普遍伦理观念产生了巨大的冲撞，并引发了一系列的伦理和道德冲突。

（一）对传统婚姻观念的挑战

传统以来人们一直认为，生育是性的一部分，只有男女性结合才能生儿育女。但人工授精技术改变了生育途径，切断了婚姻与生育的联系，这有可能使得人类的婚姻生活失去意义。现代生殖技术把第三者（男性）介入到夫妻最隐秘和神圣的生活领域，破坏了婚姻的统一性，甚至与通奸无异。

（二）对传统家庭模式及血缘关系的冲击

传统的婚姻家庭是通过自然有性生殖的方式生儿育女，所以子女与父母有血缘关系。而现代生殖技术可以使生儿育女脱离夫妻关系而独立，这在客观上造成了子女与父母的这种血缘关系混乱，传统的亲子观念受到严重的挑战，家庭稳定性降低，并加剧了家庭模式的解体。

（三）精子、卵子、胚胎等商品化引起的争议性问题

随着冷冻精子技术的发展，世界上许多国家已经相继建立了人类的精子库、卵子库及胚胎库，可以说，这是人类进化史上的一大创举，对于解决不育症、优化人口素质、提供生殖保险等都是非常必要的。但是，随着精子库、卵子库及胚胎库的发展和普及，也带来了一些争议性问题。

1. 提供精子、卵子或胚胎者，是否应获得相应的报酬　有些人认为，生殖细胞和血液一样可以再生，适量地收集一些，对供体并无损害。既然血液可以商品化，那么人体生殖细胞也可以商品化。但大多数人反对这种意见。

2. 谁来保证所供生殖细胞的质量　生殖细胞的商品化可能会使精子库、卵子库或胚胎库由于竞争和追求赢利而忽视其质量，从而影响后代的身体素质。

3. 是否会有血亲通婚的危险　从生物遗传学角度来看，使用同一供者的配子所产生的后代，都是同父或者同母的兄弟姐妹，这些孩子长大成人后有可能血亲通婚。

（四）代孕母亲的利弊

代孕母亲主要帮助解决因妇女子宫不能怀孕而引起的不育问题，俗称"借腹生子"。社会对代孕问题也有着截然相反的评价。赞同者认为，代孕母亲可以满足特定夫妇养育一个健康孩子的愿望，并促进家庭和睦与幸福；而且代孕是一种自我牺牲、乐于助人的行为，属于道德行为。反对者则认为，代孕母亲的出现使家庭关系更加复杂化；而且容易导致代孕母亲变相的出卖婴儿。

（五）克隆人的争论

自从克隆羊"多利"诞生，人类的克隆就已不再是神话，而是科学家谨慎的预言。如果克隆人被允许，这必将成为社会学家、伦理学家最为关注和争论的焦点。

克隆人的产生将使家庭人伦关系异常复杂，甚至变得荒唐、混乱乃至颠倒。克隆人问世后，可能会被社会看成特殊人类，而受到社会的歧视。另外还有该由谁来决定哪些人可以被克隆的问题，克隆人的标准问题等一系列敏感而复杂的问题出现。

目前，世界上大多数国家政府都明令禁止克隆人的研究。我国也坚决反对克隆人，但对于把克隆技术应用于人体医学科技领域、畜牧业生产、珍稀动物保护等方面的研究则应给予支持。

三、应用现代生殖技术的道德及护士的道德责任

现代生殖技术是治疗不孕症、不育症的医疗手段，对人类的意义是显而易见的。然而为了安全、有效、合理地应用现代生殖技术，保障个人、家庭以及后代的健康和利益，维护社会公益，从事该专业的人员，应提高对医学伦理道德的重视，切实遵守相应的道德伦理原则。

（一）现代生殖技术的道德原则

1. 有利于患者的原则　包括"不伤害"和"确有助益"原则，即必须将现代生殖技术的实施给他们带来的伤害降低到最小，同时给受体家庭甚至供体带来幸福和快乐。

2. 知情同意的原则　对要求利用现代生殖技术且符合适应证的夫妇，医护人员须使其了解实施该技术的程序、可能承受的风险、该机构稳定的成功率及费用、随访的必要性等。在夫妇双方自愿同意并签署书面知情同意书后方可实施。

3. 保护后代的原则　医护人员有义务告知受孕者，通过现代生殖技术出生的后代与自然受孕分娩的后代享有同样的法律权利和义务；如果有证据表明实施现代生殖技术将会对后代产生严重的生理、心理和社会损害，医务人员有义务停止该技术的实施；同一供者的精子、卵子最多只能受孕5人。

4. 社会公益原则　医护人员在实施现代生殖技术时必须贯彻"社会利益第一"原则，在我国主要体现在符合国家人口和计划生育法规和条例。所以医护人员不得对不符合国家人口和计划生育法规、条例规定的夫妇和单身妇女实施现代生殖技术；不得实施非医学需要的性别选择；不得实施生殖性克隆技术；不得将异种配子和胚胎用于人类辅助生殖技术；不得进行各种违反伦理、道德原则的配子和胚胎实验研究及临床工作。

5. 保密原则　为健康、有序地开展现代生殖技术，减少不必要的医疗法律纠葛，保护当事人各方的权利是至关重要的，需要各方共同遵守一系列的原则。包括互盲原则，即供方与受方夫妇应保持互盲，供方与医务人员应保持互盲，供方与后代保持互盲；医务人员对所有参与者实行匿名和保密；医务人员有义务告知捐赠者不可查询受者及其后代的一切信息，并签署书面知情同意书。

6. 严防商业化的原则　医疗机构和医务人员对要求实施现代生殖技术的夫妇，要严格掌握适应证，不能受经济利益驱动而滥用辅助生殖技术。供精、供卵只能是以捐赠助人为目的，禁止买卖，但是可以给予捐赠者必要的误工、交通和医疗补偿。

7. 伦理监督的原则　为确保以上原则的实施，实施现代生殖技术的机构应建立生殖医学伦理委员会，委员会依据上述原则对现代生殖技术的全过程和有关研究进行监督，开展生殖医学伦理宣传教育，并对实施中遇到的伦理问题进行审查、咨询、论证和建议。

（二）护士的道德责任

现代生殖技术不是单纯的自然科学技术，还涉及伦理、法律、宗教、心理等社会因素。此项技术的应用必须沿着正确的方向良性发展，为人类社会发展和人类进步作出贡献。所以，护理人员在参与实施该技术时要避免单纯的技术观点，要对其引发的道德问题有一个比较清醒的分析和认识，严格遵守上述各项伦理道德原则。同时，护理人员还有责任帮助接受辅助生殖技术的夫妇确认自己的态度和了解今后可能要面临的一系列道德、法律等问题，帮助他们做好心理准备，并协助医生实施手术，尽力保障手术的安全和提高受孕率。

思 考 题

1. 计划生育实施的形式及各自的道德问题有哪些？
2. 优生技术护理的道德规范有哪些？
3. 现代生殖技术的形式及各自的道德问题有哪些？
4. 现代生殖技术的道德原则有哪些？

第十章　护理管理道德和护理科研道德

知识要点

1. 护理道德在护理管理中的作用。
2. 护理管理、护理科研道德原则和规范。
3. 人体实验的道德要求。
4. 高新技术在医学应用中的护理道德原则。

案例

患者李某，女，30岁。因患溃疡性结肠炎入院治疗，入院后医师告之有一种治疗溃疡性结肠炎的新药，需要一部分患者做临床疗效实验。医师还告诉患者是自愿参加，但希望溃疡性结肠炎患者都参加。孙某原来不想参加这项实验，但抱着试一试的态度便参加了。用药一个星期后，她自觉效果不好，便中途退出了实验。主管医师对她的做法很不满意。为此，她很苦恼，担心医师今后不会认真给她治疗了。请分析医师的做法违背了人体实验的哪些道德要求。

作为现代医院管理的重要组成部分的护理管理和护理科研，其成效将直接影响整个医院的护理质量和工作效率。研究护理管理和护理科研道德，对于护理人员做好护理管理和护理科研工作有着极其重要的意义。

第一节　护理管理道德

护理管理是以为患者的身心健康服务为目的，充分调动护理人员的积极性和主动性，不断提高护理质量和工作效率的活动过程。护理管理道德原则是以护理管理中的各种道德现象为研究对象，研究管理活动中如何应用伦理道德原则与规范，能动地开展护理管理实践活动的科学。

一、护理道德在护理管理中的作用

在护理管理过程中，护理伦理道德原则和规范是用来调整护理人员的思想和行为的。护理人员道德水平是在护理实践活动中不断得到提高的，因此，护理道德在护理管理实践中发挥着极为重要的作用。

（一）护理道德对护理管理起到推动作用

随着护理现代化水平的提高，要求保障护理管理和各项护理工作正常运转的规章制度更加严格和完善，而这些规章制度是在护理道德原则指导下建立起来的。所以，规章制度的执行不仅要靠管理者的监督和强制，更要依靠护理人员以良好的护理道德信念去遵守和维护。

（二）护理道德有利于保证护理管理目标的实现

以保证和促进社会人群的健康为主的护理管理目标能否实现要取决于 3 个因素：护理技术、护理设备和护理道德。其中护理技术和护理设备是护理目标实现的物质前提，护理道德是具体的道德行为规范，是精神保障。护理人员要具备规范的职业行为、良好的工作作风、端正的服务态度，才能有效地发挥技术设备的积极作用，最终实现护理管理的目标。

（三）护理道德对护理管理系统中各种护理关系起着协调的作用

首先，良好的护理道德是协调护患关系的基础。一位护理道德高尚的护理人员，会获得患者及其家属的认同和信任，能与患者及其家属相处融洽，并获得患者及其家属的配合和支持。相反，就有可能造成护患矛盾，甚至引起冲突或纠纷。其次，良好的护理道德是协调护际间关系、护医关系的前提。护理管理的主要任务是建立一支团结协作、互学互助、运转协调的良好的护理工作团队，而护理工作团队的建立需要相互的尊重与协商，需要良好的护理道德。最后，护理道德是塑造护理人员良好社会形象的必要条件。护理人员良好的道德作风会得到社会的赞同和认可，为护理人员创造良好的工作氛围和环境，而不良的道德作风则会引起社会的反感和谴责，这不但伤害了护理人员的职业形象，也损害了患者的利益。

知识链接

护理管理系统中的 4 种护理关系是：护患关系、护际间关系、护医关系和护理人员与社会的关系。

二、护理管理者的素质

护理管理者是指在医院、部门、科室承担各级各类护理管理职责的人员。他们的道德素质如何，不仅关系到医院的医德医风和社会主义精神文明建设，并且直接影响着医疗护理质量和服务水平，因此，护理管理者必须具有较高的管理素质和道德素质。

（一）政治思想坚定，业务技术内行

坚持正确的政治立场，及时了解国家卫生政策与形势、卫生改革方向等是护理管理者必须具备的最基本政治素质。同时要学习和掌握社会主义护理伦理学、管理学等知识，使社会主义医德原则、规范在护理人员的工作和实践中得到落实，让护理工作能更好地为人民健康服务。

（二）坚持实事求是，不断改革创新

在护理管理工作中坚持解放思想、实事求是的原则，认真总结医院、社区护理管理工作中的经验教训，有计划、有步骤地进行各项护理制度改革；及时纠正医院和护理队伍中的不正之风；支持护理人员通过科学研究、科学实验等方法创新与拓展护理理论和护理技能，推动护理事业的健康发展。

（三）实行民主化管理，发挥群策群力

实行民主化管理是社会主义医院性质所决定的，也是管理者道德修养的重要内容。因此，护理管理者不仅要有民主管理意识，善于听取护理人员对医院、科室管理和发展的意见，分析和解决护理人员反映的问题，还应健全民主管理的制度，如充分发挥各级工会组织和职工代表的作用，调动护理人员的积极性，使整个护理团队能够团结一致，为实现医院管理的目标和任务作出贡献。

（四）公正廉洁守法，工作任劳任怨

护理管理者应该遵纪守法，自觉执行各项规章制度，对于违背社会主义医德原则的不正之风，要坚决反对并加以纠正，还应该做到清廉正直、不谋私利，肩负起督促、检查其他护理人员执行规章制度的责任；对于遵章守纪好、护理道德高尚的护理人员要给予表扬和奖赏；对于违规违纪的护理人员应及时给予教育、批评，或处分和惩罚。此外，护理管理人员要以强烈的事业心、高度的责任感，身先士卒、忠于职责、不计报酬、任劳任怨地做好管理工作。

三、护理管理者的道德原则

（一）以服务对象为中心的原则

医院护理管理应该从维护服务对象的利益出发，将满足服务对象的合理护理保健需求作为各项护理工作的中心，达到"服务对象至上，一切为了服务对象"的护理管理道德要求。以服务对象为中心的道德原则要求医院护理管理遵循如下要求。

1. 以疾病为中心转变到以患者为中心　以患者为中心的医疗护理服务模式，在重视疾病护理的同时，还必须关注患者的发病与患者经历，进一步了解患者的思想与态度，如让患者充分知情，积极参与护理治疗，加强护患双方的交流，为患者提供有效咨

询与帮助，维护患者的尊严等。

2. 以医院和护理人员为中心转变到以患者为中心　随着卫生部提出了以患者为中心的医疗服务理念，以患者为中心的模式带来的是一场新的医疗服务革命，医疗护理工作必须全方位地适应以患者为中心的服务模式。

> **知识链接**
>
> 现代护理服务模式是生物－心理－社会模式，核心思想是尊重患者、关心患者，最大限度地促进人类全面身心健康。

（二）经济收益适度原则

经济收益适度原则是处理医院护理管理中经济效益与社会效益之间关系的伦理原则，是指医院护理管理在市场经济条件下，应正确处理经济效益和社会效益之间的关系。兼顾二者，获得经济收益必须以取得社会效益为前提。经济收益适度原则要求医院护理管理者遵循如下要求。

1. 协调医院的社会效益与经济效益　治病救人是医院工作最基本的职责，只有注重医院服务的社会效益，医院才能在社会分工中合理存在，否则，就失去其存在价值。但作为社会分工的组成部分，医院和医护人员又不能不关注其经济效益，因此，只有协调好医院的社会效益和经济效益，才能赢得社会的肯定，赢得更多的患者，最终获得更大的经济效益。

2. 正确认识医院是国家福利载体的地位　在我国，医疗卫生事业是政府实现一定福利政策的社会公益事业，医疗机构是国家福利政策得以体现的载体。正确认识医院在国家的医疗卫生福利体系中的地位，有利于医院护理管理者正确进行医院护理管理。

（三）护理服务至上原则

护理服务至上原则，是处理医院护理管理中护理质量管理与其他事务管理之间关系的伦理原则。医院护理管理者在各项护理事务管理中，必须把护理质量管理置于护理管理的核心地位，视服务质量为医院管理的生命，当护理服务质量与其他事务发生矛盾时，护理服务质量至上。在现代医院护理管理中，贯彻服务质量至上原则要求护理管理者做到以下两点。

1. 护理服务质量最优化　医疗护理服务涉及患者的生命安危，要求护理人员必须提供优质的或者说是最优化的服务，即护理人员在当时的医学发展水平、医院技术条件和自身技术水平下，必须尽最大努力，提供最优质的护理服务，绝不允许因利弊得失考虑而使护理服务大打折扣。

2. 护理质量全方位化　护理质量管理是医院护理管理者的工作核心，是医院护理工作的生命线。提高护理服务质量不仅要依赖于护理技术水平的提高，更要依赖于整个医院的护理服务水平和护理管理水平的提高。

第二节　护理科研道德

护理科研道德是护理科研工作者在参与临床医疗科研和护理科研中应遵循的道德准则和规范。它既是使护理科研工作沿着健康轨道发展的重要条件，也是顺利进行现代护理科学研究的重要保证。护理科研要达到预期的效果，科研人员除具备较好的专业技术水平外，还必须具备良好的护理科研道德素质。

一、护理科研的道德意义

护理科研不仅可以提高护理工作水平、服务质量，而且对加速患者的康复，对维护和促进人类健康都具有重要意义。护理科研水平的高低决定着护理质量，而护理人员的职业道德素养又是保证护理科研工作沿着健康方向发展的重要条件。具体来说有以下几个方面：

1. 端正科研动机　高尚的护理科研道德能使科研人员端正科研动机，准确把握科研方向，能保证护理科研过程和成果的严谨性、科学性和实用性，避免不必要的护理差错，使护理科研真正为人类健康服务，推动护理事业的发展。

2. 忠诚事业，勇于探索　高尚的护理科研道德激发护理科研人员对护理事业的热爱和忠诚，使其正确认识自身价值，敢于向"护士不用搞科研，护士也搞不了科研"的传统观念挑战，勇于探索，勇于承担护理科研任务。

3. 调动工作热情　高尚的护理科研道德能极大地调动护理工作者的热情，最大限度地开发其聪明才智，默默地为人类护理事业的发展作出贡献。同时，指引护理工作者在护理科研中坚持实事求是的原则，在研究过程中尊重客观事实，做到科学和严谨。

4. 陶冶情操，净化心灵　高尚的护理科研道德能够陶冶护理工作者的情操，净化他们的心灵，使他们能够正确对待个人名利，时刻把患者的利益和社会利益放在首位。谦虚谨慎、慎独自省、追求真理、无私奉献。

二、护理科研道德规范

（一）维护和增进人类健康，不断开拓进取

护理科研的根本目的是探索疾病的本质和规律，维护和增进人类的健康，造福于人类。护理科研工作者只有树立这一崇高的目标，才能端正护理科学的研究态度，才能肩负起造福人类的使命与责任，才能产生利益互动，激发科研激情，提高创造性思维的积极性，不怕困难，献身科研。如果护理科研只为了个人或小团体的名利，则会违背社会主义护理道德原则，这是绝对不允许的。

（二）勇于献身护理事业，不计较个人名利

献身护理事业是护理科研道德的至高境界，它要求护理科研工作者全身心地投入科

研事业，护理科研事业的发展是无数护理科学工作者忘我献身的结果。一名合格的护理科研工作者应该是真正能献身护理科学事业的人。古往今来，无数护理科研工作者不顾自己的名利甚至生命，为护理科研事业奉献自己毕生的精力。他们对人类的健康怀有强烈的责任感，对真理和科学充满热情，这种献身护理事业的精神，鼓舞和激励着一代又一代的护理科研工作者为护理科学事业而不懈地求索。

（三）治学态度严谨，实事求是

治学态度严谨就是尊重科学、尊重事实，以严肃的态度、严谨的作风、严格的要求、严密的方法，探索研究事物发展变化的客观规律，抓住客观事物的本质。护理科研必须从人的需要出发，以服务于人类健康为目的，做到严谨求实。在临床护理科研中，患者就在研究者工作区域内，研究者通过严密观察和在对患者实施全面周到的护理中，进行调查研究，收集资料并加以分析、归纳、总结，从感性认识上升到理性认识，才能进一步指导临床实践。所以，治学态度严谨，实事求是是最基本的护理科研道德要求。

（四）谦虚谨慎，团结互助协作

护理科研工作者能否正确地评价和对待同行和合作者，是护理科研道德素养的基本体现。现代医学的突出特征是跨学科多层次的联合，因此，要求护理科研人员具备谦虚谨慎、团结协作的素养。这种素养集中体现在护理科研人员能否正确对待他人和尊重他人的劳动，正确评价自己和自己的成就，正确处理不同学科间的关系上。护理科研工作者只有认真遵循团结互助协作的道德原则，以维护人类健康为目标，取长补短、相互学习、相互尊重、相互团结，才能多出成果，为医学护理科学的发展作出更大贡献。

三、人体实验的道德原则

人体实验是医学科学研究的一个重要方面，很多医学成果都是通过人体实验而取得的。但人体实验必须为人类生命健康服务，背离这一原则是不道德和不允许的。

（一）人体实验的含义

人体实验是指以人体作为受试对象，用人为的实验手段，有控制地对受试者进行研究和考察的医学行为和过程。人体实验是在动物实验之后，常规临床应用之前的中间环节。由于人与动物的差异性，决定了任何一种新技术、新药物经历动物实验等多种研究之后，必须经过一定的人体实验，证实无害或利大于害时才能正式推广使用。人体实验是医学发展的基础和前提，没有人体实验就没有医学今天的发展。

（二）人体实验的道德意义

人体实验是医学研究从动物实验到临床应用的中介，是医学实验不可缺少的环节。人与动物之间是存在差异的，动物实验的研究成果只有经过人体实验才能确定其在临床应用中的价值，如果不进行人体实验，把动物实验阶段的药品与技术应用于临床，那就等于拿患者做实验，这种实验是对广大人民群众健康和生命的极端不负责任，也是极不道德的。可见，科学的人体实验，对于促进医学和护理事业的发展，维护人民的健康有重要意义。

但是，对人体实验的道德价值历来有很大争议。因为人体实验是带有风险的一种行为。它对受试者既有身体伤害，也有心理伤害。但是，任何事物有利也有弊，有失也会有得。与伤害相对应的则是人体实验的收益。受试者本人可能是直接的受益者，对医学事业的发展起到促进作用，给人类带来健康的希望。一般情况下，当人体实验得明显大于失的情况下，有较大的道德价值，可以实施；凡是得明显小于失或得失不明显的人体实验，则不能实施。

（三）人体实验的护理道德原则

关于护理科研中人体实验的道德原则可以概括为以下 5 项原则：

1. 目的性原则　在护理科研中运用人体实验的目的是为了改进护理诊断、护理措施和护理技术方法等，以提高护理质量和促进护理科学的发展，最终为人类的健康服务。凡是符合这一目的的都是道德的，反之则是不道德的。

2. 受试者利益最大化原则　人体实验必须以受试者利益最大化为前提和出发点，这是人体实验的基本道德原则。这一原则包括三个方面内容：一是人体实验以动物实验为前提，并对实验进行风险性预测，充分估计可能发生的情况，确定对策和措施。二是必须要有充分的安全措施和周密的医学监护，以保证受试者在生理和心理上受到的不良影响减少到最低限度。三是实验者应是具有相当技术水平、经验丰富和受过严格训练的医护人员。

3. 受试者隐私保密原则　在人体实验中，要保护受试者的隐私和匿名权利。对科研过程中的所有研究资料严加保管，防止泄漏丢失。在已经公开发表的研究成果中，也不能将受试者的姓名公开，以免侵犯受试者的匿名权利。

4. 知情同意的原则　指受试者在参与人体实验之前，对研究目的、方法、过程、预期效果和损伤程度、可能引起的不适或潜在的危险等都要有充分的了解，研究者不得有丝毫的隐瞒，使其在知情的基础上，自愿地表达同意接受或拒绝接受人体实验的意愿。在人体实验中应当尊重人的生命、健康、隐私与人格尊严，同时应保护弱者，如妇女、儿童、老年人和精神病患者。决不允许有任何诱惑或强迫，并且受试者可以随时拒绝或退出实验，但决不能因此影响对其原有的治疗和护理。

5. 尊重科学的原则　人体实验是科学实验，实验的设计过程、评价等必须符合科学的原则，如在人体实验的全过程中，科研人员应采用实验对照和双盲法，以保证所得出的实验结果的科学性。实验对照要做到分组的随机化，实验组和对照组的齐同性、可比性和足够的样本数；实验对照还应采用双盲法，通常用安慰药和有效药物做对照。实验过程中还要严格遵守规章制度和操作规程，实验数据应准确无误，对实验结果分析要实事求是。

第三节　医学高新技术应用中的护理道德

随着医学高新技术在临床上的推广和应用，使得临床医学诊断、治疗疾病和护理的水平不断提高，同时也对医护人员的医德水平提出了更高的要求。

一、医学高新技术的社会道德价值

医学高新技术作为科学技术的一部分，是人类医学科学和实践发展到一定阶段的产物。尽管这些高新技术在医疗卫生实践中给人们带来很多福利，但是，人们不可能发明无任何消极后果或负效应的绝对"完美"的技术，也无法预言科学技术的发展将会产生什么样的好坏结果，如 CT、磁共振、γ 刀等高新技术设备，能否在临床诊疗工作中发挥出最佳效应，关键不仅在于社会如何把握、控制和有效利用这些技术设备，而且在于医护人员如何使用、如何辩证地看待高新技术的正负效应以及医护人员医德水平的高低。

知识链接

在医学中应用的高新科技技术有：CT、磁共振、影像诊断、无创和微创性技术、人工器官、器官移植、细胞因子应用、基因工程、新药品、新材料和导管技术等。

（一）医学高科技在应用中的正面效应

1. 提高诊断水平　高科技医疗仪器设备为疾病诊断提供可靠的、翔实的信息资料，如各种放射诊断、造影、磁共振等，为诊断疾病提供清晰可靠的影像资料，提高了医护人员对疑难病的诊断水平和准确度。

2. 提高护理质量　高科技医疗护理设备在医学中的广泛应用，为保障人类身心健康提供了先进的技术和设备保障，并且大大促进了医疗护理质量的提高。

3. 提高生命质量　先进的高科技预防保健仪器设备和高效的预防保健药品，使人类的健康水平不断提高，因此，正在兴起和即将兴起和发展的生命科学技术（如基因工程、生殖工程）和纳米技术等在医学中的应用，将会对及早发现疾病、正确诊断、缩短诊疗护理时间、更有效地预防和治疗疾病、提高生命质量，起到不可估量的作用。

（二）医学高科技在应用中的负面效应

1. 医患关系"物化"趋势　高科技在诊疗护理中的应用，一定程度上阻隔了医患之间的情感交流，使医患关系"物化"趋势增强。现代临床诊疗护理工作，在很多情况下是运用先进的诊疗仪器设备完成的。医患、护患直接接触的时间比以往相对减少了很多。随着诊疗护理工作的自动化、电子化的程度越来越高，医患关系"物化"趋势也越来越突出，从而淡化了医患之间的情感交流，导致出现高科技、低情感现象。

2. 患者诊治成本增加 高科技在诊疗护理中的应用，背离医学目的而导致道德失范的现象时有发生，比如有的医师为了追求"经济效益"，而不考虑患者病情的客观需要，过多地使用CT、磁共振等检查手段，或滥用昂贵的药物，给患者增加不必要的经济负担。

3. 使用不当造成的资源浪费 如果对高新技术运用不当，会造成卫生资源的浪费。如果医院一味追求"高、新、尖"，不顾治疗护理工作的实际需要，盲目重复引进高科技仪器设备而长期闲置不用，势必造成卫生资源的巨大浪费。

4. 医护人员能动性被削弱 过度使用高科技仪器设备，不利于医护人员基本诊疗和护理技能的提高。经常使用高科技诊疗护理设备，会使医护人员形成单纯依赖高技术的思维定势，而忽视临床实践、观察和思维，以致荒疏了基本的诊疗护理操作技能。这样不利于医护人员综合分析判断能力及常规诊疗护理能力的训练和提高。

> **知识链接**
>
> 医患关系"物化"的具体表现有：医疗机器隔阂了医患之间的联系，制约了医患之间在感情、思想上的交流；医师只是重视疾病本身；疾病和患病的人被分割开来，自然的人与社会的人，生理的人与有思想和情感的人被割裂开来。

二、医学高新技术应用中的护理道德原则

为了在诊疗护理工作中充分发挥高科技的作用，应制定相关的伦理和法律规范，用以规范医护人员运用高科技的行为，有利于增强医学高科技的正效应，减少负效应。

（一）高科技诊疗护理手段运用中对医护人员的职业道德要求

随着医学科技进步，高新技术和仪器设备的广泛应用，对医护人员的职业道德也提出了更高的要求。具体来说，医护人员要做到以下几点：

1. 刻苦钻研业务，技术精益求精，努力提高专业技术水平 熟悉高科技诊疗护理仪器设备的基本原理和性能，掌握正确的操作方法，充分发挥仪器设备的效能。

2. 选择使用高科技，遵循节约、适用的原则 不可滥用，不以医谋私，不浪费医疗卫生资源，不无端增加患者的身心和经济负担。

3. 对患者高度负责，谨慎操作，避免医疗护理事故发生 坚持医学高科技的应用为患者身心健康服务的原则，避免让患者受到不应有的躯体的、心理的、社会的损害。

（二）医学高科技运用的护理道德原则

1. 实现医学目的的原则 即一切从患者的实际情况出发，根据诊断治疗的需要，做到有计划、有自由地选择，最终实现为患者身心健康服务的目的。凡是病情需要的诊

疗护理手段，即使费用昂贵，或者给患者带来某些痛苦或损害，也应对患者晓之以理，说服其实施必要的诊疗手段。而那些出于追求"经济效益"或为满足患者不正当、不合理要求的、与诊疗护理无关的手段是有悖于实现医学目的的原则的，应坚决杜绝。

2. 尊重生命的原则　在医学高新技术使用过程中，要尊重人的生命价值，有价值的生命才是有意义的生命。因此，医护人员在使用高新技术治疗护理的时候，不要盲目地对毫无生命价值意义的患者使用，而应把患者的生物学价值和社会学价值统一起来，坚持对患者个人负责与对社会负责协调统一，正确处理患者个体与社会的关系。

3. 效果最优化的原则　效果最优化的原则是指以相对最小的代价获得相对最佳效果的原则。所以，在治疗护理时，应尽力将伤害减少到最低限度，以确保患者安全，但是还应考虑资源的耗费，以减少患者、亲属及社会的经济负担。

思 考 题

1. 护理管理人员应该具备哪些素质？
2. 简述护理科研道德规范的具体内容。
3. 简述人体实验的道德原则。
4. 简述医学高科技运用的护理道德原则。

第十一章　护理纠纷的防范与处理

知识要点

1. 护患冲突的调适。
2. 引起护理纠纷的诱因及防范护理纠纷的道德要求。
3. "举证责任倒置"的医学伦理学意义。

案例

一位产妇，剖宫产手术后第六天，医生通知周一可以出院。周日，丈夫、婆婆与产妇商量后想周日出院。医生不在，丈夫找护士商量能否先回家，周一再来补办出院手续。护士说："先结清住院费才可以。"产妇丈夫说："单位押的支票，不会欠医院钱的。"护士坚持不结账不能走，并把孩子抱到另一个房间。产妇急了，一定要抱回自己的孩子，护士坚决不给。产妇和护士发生激烈争吵。请从职业道德角度分析：护士是否应与产妇争吵？护士抱走孩子的做法是否恰当？为什么？如果你是护士，你会采取哪些途径解决该问题？

第一节　护患冲突、护理纠纷及护理事故

近年来，随着医疗事故条例的颁布与实施，患者自我保护意识的增强，护患冲突案例也逐年增多。有效地防范和处理护患冲突，不仅是维护正常医院秩序，提升护士的职业素质与执业能力所要求的，同时也对减少医院风险，提高医院信誉，提升医院竞争力具有重要意义。

一、护患冲突及其调适

人际冲突常被用来描述人际关系中存在分歧、紧张、敌意、争吵、对抗等互不相容的矛盾的互动过程。

（一）护患冲突的概念

护患冲突，是在护患关系基础上形成的冲突。表现在护患双方在诊疗护理过程中，为了自身利益，对医疗护理的某些行为、方法、态度及后果等存在认识与理解上的分歧，以致侵犯对方合法权益的矛盾状态，护患冲突的核心是利益冲突。护患冲突分为非纠纷性冲突和纠纷性冲突，后者是前者进一步激化的结果。

（二）护患冲突的调适

在护患关系中，护士是护患关系的主体。护士能否防范及化解护患冲突，既反映出医院护理管理水平的高低，也标志着护士的能力与修养。对患者的尊重、理解与关心是调适护患冲突的基本前提。护患双方避免冲突的基础是相互信任。

1. 提供以患者为中心的优质服务　护士应尊重患者的权利和尊严，树立"以患者为中心"的服务理念，以精湛的护理技术，良好的职业形象，丰富的心理、社会文化知识等职业能力，真正解除患者身心痛苦，为患者提供优质的整体护理。

2. 角色换位，对患者富于同理心　患者及患者家属是一个特殊的群体，由于疾病对生命的威胁，难以承受的医药费等沉重压力，会痛苦、焦急，易情绪激动，语言过激。护理人员应换位思考，以职业的同理心，理解患者的感受，了解患者的需求，真诚帮助患者减轻痛苦、走出困境，以获得患者的尊重与信任。

3. 严格执行规章制度　医院的各项规章制度、管理规定、操作流程等都是经验的总结，血的教训，是生命的保证，具有法律约束力，不可藐视。每一位护理人员必须一丝不苟，坚决执行。现实中，护理人员工作中任何疏忽都会是导致护患冲突的起因。所以，护士不仅要心中有爱，还要心中有法，工作关注细节，精益求精，不给冲突埋下隐患。

4. 针对个性差异，有效沟通　据统计，70% 以上的冲突是因为沟通不足或沟通无效。在护患沟通中，除要掌握一般性的沟通技巧，还要从护患冲突预防的角度，关注以下几点：

（1）**有预见性**　如有感觉障碍的患者，存在跌倒、坠床、烫伤、压疮、走失等意外隐患，护士应与家属进行有预见性的沟通，将可能出现的危险及防范的措施详细告知，即使出现问题，患者及家属也会理解，不会引发冲突。

（2）**有的放矢**　掌握患者的关注点，有的放矢地帮助患者。入院时，沟通的重点应放在与疾病相关的护理措施方面。病情稳定及医疗费用日渐增多，患者关注焦点开始转到医疗费用方面。护士应对患者的经济承受力、医疗服务价格及医疗保险政策等有足够的了解，帮助患者做好足够的心理准备与经济上的准备，避免因经济承受力原因引发冲突。

（3）**不轻易承诺**　护士在与患者和家属沟通时，除将相关知识解释清楚外，不要轻易承诺，对医疗费用的额度也不要轻易下结论。否则，一旦出现与承诺不相符的情况，极易引起冲突。

（4）**有始有终**　在办理出院手续这个最终环节，患者会因质疑费用，带药不如意等原因产生不满发生冲突。因此，护士应重视与每一个出院者的沟通，将自我护理的方法、出院手续如何办理、费用疑问找谁咨询、出院后应注意的事项等患者关心的问题交代清楚，让患者心无疑虑，放心回家。

护士一句安慰，患者病好三分。运用沟通技巧进行关注重点的有效沟通，不仅可以展示护士良好的个性品质，还可以起到化干戈为玉帛的神奇作用。

二、诱发护理纠纷的原因及预防护理纠纷的道德要求

护理纠纷（也称纠纷性冲突）是指基于医疗护理行为，在医方（合法资质的医疗机构）与患方（患者或患者近亲属）之间，产生的医疗护理服务或履行义务时存在过失，造成实际损害后果，应承担违约、侵权责任，但双方当事人对事实认识不同，各执己见的情形。

（一）诱发医疗护理纠纷的原因

1. 护理人员方面原因

（1）**责任心不强**　常表现为：工作不负责任，如有章不循、违反操作规程、不严格履行查对制度、对病情观察不及时，不细致、缺少慎独精神等。有调查显示，责任心不强导致的纠纷占各种纠纷的50%。

（2）**语言不良**　常表现为：服务意识淡漠，如对患方提出的问题和困难，回答生硬，解释缺少耐心，说话随意，不够谨慎；对医嘱、操作、收费执行交代不清楚；语言过于简单，常因自己心里有数，以为患者也一定清楚；用专业术语进行交流，造成患者的误解。

（3）**业务不精**　常表现为：专业知识缺乏，操作不熟练，抢救期间技术失败；缺少人文知识，不能及时发现患者情绪变化或解读其变化隐含的心理问题。

（4）**办事不公**　常表现为：不一视同仁，在处置时间的安排、紧缺仪器的使用、被服更换频率、床位安排先后等方面存在远近亲疏的差别。

（5）**护理过失处理不当**　常表现为：出现过失不是实事求是依法公正处理，而是怕患者一方无休止纠缠，影响医院声誉，损害自己形象，对应负的责任遮掩。

以上表现会造成患者心理上的不满与反感，导致患者对护士工作的信任缺失，一旦病情突然恶化或者生命出现危险，患者的不满与反感会成为纠纷的导火索。

2. 患者方面原因

（1）**期望过高**　患者一方对生命科学的复杂性及高风险性认识不足，对护理服务的要求和期望值过高。如不能接受药物副作用的不良结果（如注射链霉素致耳聋），长期慢性患者不能接受穿刺操作失败等。

（2）**缺少尊重**　多数患者及家属重医轻护，服从医生的权威，歧视护士的工作。

（3）**求医行为不良**　个别病人在求医过程中，不履行患者的义务，休息、活动、饮食、治疗等不遵从护嘱，出现不良后果时，又将责任推向护士。

3. 医院管理方面原因　医院管理不规范，规章制度不健全或执行不力；护士工作范围无限扩大；护士缺编，工作超负荷；新技术的培训不足；无证护士及实习护士顶岗独立操作；医生开大处方，增加患者经济负担等。

（二）预防护理纠纷的道德要求

1. 加强护理伦理道德教育　护理人员应严格按照护士伦理学国际法规定，按照护理伦理精神从事护理活动。牢固树立以患者为中心的服务理念。做到"慎独"、"诚信"，在护理实践中，以"仁义"和"道德"贯穿于护理活动全程，以"仁爱"之心关心照顾患者的健康、尊严，切实执行知情同意的原则，为患者提供必要的信息、咨询、技术和服务。

2. 严格执行规章制度，依法预防　医院内应树立预防护患纠纷人人有责的理念，建立健全、严格执行医院的各项制度。医院的护理管理者应将每个护理环节都纳入制度化管理与法律的保护之中。对制度的执行监管也要奖惩分明，公正无私，使预防护理纠纷成为医院护理管理的经常性工作。

3. 妥善处理护患纠纷　出现护患纠纷，首先要积极采取补救措施，认真把患者和医院的损失控制在最低限度。不推诿、敷衍或包庇。对以非法暴力的手段，干扰和破坏医院的工作秩序，以图经济上的额外补偿的个别事件，医院不应私了解决，而应坚决依法处理。

三、护理事故的概念及分类

（一）护理事故的概念

1. 护理事故的定义　护理事故是指在护理工作中，因护理人员的失职行为和护理过失直接造成病员死亡、残废、组织器官损伤导致功能障碍的事件。

2. 护理事故构成要件　护理事故是特定的职业事故。责任人必须是有执业资格的护理人员；护理事故必须是发生在法定的护理活动过程中；护理人员的失职行为或护理过失必须给患者造成了严重的后果，如死亡、残疾、组织器官损伤所导致的功能障碍；护理人员的失职或过失必须与患者的严重后果有直接的因果关系。

（二）护理事故的分类

1. 根据对患者人身损害程度，护理事故分为 3 个等级
（1）一级护理事故　由于护理人员的过失，直接造成患者死亡与重度残疾者。
（2）二级护理事故　促使患者死亡或造成病人中度残疾、器官组织损伤导致功能障碍者。
（3）三级护理事故　造成患者轻度残疾或严重痛苦者。
2. 根据事故性质分为技术事故与责任事故
（1）技术事故　因医疗卫生机构设备条件有限、医疗护理人员技术水平低、经验不足而导致上述不良后果者为技术性事故。

（2）**责任事故**　因不负责任，如交接班不认真，观察不细致，不能及时发现病情变化，延误抢救机会；不严格执行查对制度，打错针，发错药，输错血，严重烫伤，三度压疮，坠床；对治疗中的疑难问题，不请示汇报，主观臆断，盲目处理；延误抢救药品、抢救物资供应，使用有菌器材、敷料、药品；不能熟练掌握医疗护理原则，滥用麻药；手术室护士工作态度不严谨，点错纱布、器械，因而遗留在患者体腔或伤口内。因以上原因，造成严重不良后果者为责任事故。

医务人员严重不负责任，造成病人死亡或严重损害病人身体健康的行为应承担刑事责任。

第二节　护理侵权中的举证责任倒置

2002 年 4 月 1 日，最高人民法院施行了《关于民事诉讼证据的若干规定》，明确规定了医疗纠纷的处理实行"举证责任倒置"，即"因医疗行为引起的侵权诉讼，由医疗机构就医疗行为与损害结果之间不存在因果关系及不存在的医疗过错承担举证责任"（以下简称 33 号司法解释）。

一、护理侵权举证责任倒置的伦理意义

医疗护理侵权是从患者及患者家属诉讼医方开始。是否造成侵权，要以客观真实并具有因果关系的证据来判定。"谁状告，谁举证"是我国传统的举证分配原则。护理侵权举证责任倒置免除或部分免除了原告的举证责任，而加重了被告的举证责任。33 号司法解释中还提出过错推定归责原则，即："没有证据或证据不足以证明当事人的事实主张，由负有责任的当事人承担不利后果。"该条款意味着，被状告的负有责任的当事人，如果不能证明自己无过错，法庭就可以推定其有过错。

护理侵权纠纷"举证责任倒置"的规定，进一步完善了民诉法，对规范法官采信证据、认定事实的行为具有较好的现实操作性和法理学意义，对医院管理和护理人员的护理活动也具有较强的伦理学意义。

（一）积极意义

1. 有利于增强护理人员的服务意识　33 号司法解释明确规定"医方负有确保患者医疗护理服务质量效果安全可靠的义务，患者具有要求高质量医疗护理服务的权利"。护理侵权中的举证责任倒置，有利于护理人员真正增强服务意识，提高职业道德素质，为患者提供高质量的护理服务。

2. 有利于增强护理人员对护理质量的法律责任意识　33 号司法解释的实施，对于增强护理人员的护理质量法律责任意识具有很强的警示作用。促使护理人员把护理质量提升到法律责任高度加以重视，将护理质量与职业生涯相联系，在为患者提供护理服务过程的每一个环节，保持高度的警惕，防止因失职而触及法律红线，伤人伤己。

3. 有利于增强护理人员的证据意识 护理侵权举证责任倒置,客观上加重了护理人员举证责任,促使护理人员在对患者提供优质服务的同时,思考如何以充分、客观、真实的证据来证实自己的护理活动是正确与科学的。这对护理人员证据意识的提高,保留证据习惯的养成起到良好的促进作用。

(二) 消极意义

1. 进取性护德原则面临挑战 进取性护德是指护理人员在职业道德基础上,实现生命奥秘的更高层次的追求与探索。很多生命科学探索尚处于无法说明因果的风险阶段。护理侵权举证责任倒置的实施,将探索者置于遇到护理纠纷不能说明因果关系,发生举证不能并要承担法律责任的危险境地。为保护自我,护理人员会放弃进取性护德原则。

2. 消极诊治护理行为增多 自古,医者有一高尚的首选原则,即"面对死亡首先要一心赴救,不得瞻前顾后,自虑吉凶"。护理侵权举证责任倒置,把护理人员置于既要遇死赴救,又不允许出现过失的两难境地。生命科学的高风险在于未知与意外。在护理侵权举证责任倒置面前,为了防止举证不能的风险,护理人员把"忘我"变成"为我",如:在过敏试验结果判定中,对假阳性反应,按阳性结果处理,请医生换药,不愿冒险做筛除试验,使消极性护理行为增多。

二、在"举证责任倒置"下预防医疗护理纠纷的伦理对策

(一) 严格规范医疗护理行为

1. 严格制度管理,规范护理行为 医院加强管理力度,建立反馈渠道和制约机制,及时检查科室各项规章制度、护理质量、劳动纪律、服务态度等方面的落实情况。规范护理行为,确立全心全意为患者服务意识,尽职尽责地完成每一项工作。扎实专业理论知识,精湛娴熟操作技能,严格遵守规章制度和操作规程,观察病情注重细节,护理服务精益求精,保证为病人提供最优质的护理服务。

2. 提高护理文件书写质量,加强护理病案管理 护理文件是法庭证据。现实中,护理人员易出现多干少写,先干后漏写,当纠纷发生时,有苦难言。护理侵权举证责任倒置的实施,要求护理人员必须高度重视护理文件书写质量,加强护理病案管理。护理文件书写要求用词严谨,客观、准确、真实,采用医学术语。护理记录及原始记录的归档、保留、处理应有专人管理,定期抽查。对可能发生意外、存在护理纠纷隐患的操作,如:洗胃,疫苗注射等,要认真讲解,填写知情同意书,患者同意签名后才能进行。患者和护士共同签字的原始证据要妥善保管。建立必要的输液卡、输液巡视卡、翻身卡、各种患者登记、护理交接记录、输液单等,完善护理记录与签名。

3. 重视护士的合法身份 不具备执业资格的护士不得上岗;做好护士上岗前的培训,加强护士法律意识和自我保护意识的岗前教育;急诊护士必须进行专业培训,通过考核,取得上岗证才能独立工作。

4. 开展循证护理，保证患者知情同意权　循证护理是指以最佳临床证据为依据、以护理人员的专业知识技能和临床经验为判断、以体现患者价值和愿望为标准，制定三者完美结合的护理方案。循证护理方案，需要患者在信任的基础上，主动参与配合才能实现。循证护理最大限度地保证了患者的知情同意权，调动了患者从护行为的积极因素，体现了护患双方的共同利益，是当前建立良好护患关系，防范护理纠纷的一种新型的工作模式，也是护理工作未来的发展趋势。

（二）加强护理人员的法律意识

护理人员在护理行为中，要时刻牢记过错推定归责原则，保持举证意识，养成严肃认真、依法行护的良好职业习惯与作风。发生护理过失，产生护理纠纷时，勇敢面对，依法举证，据理力争，将纠纷消灭在萌芽状态或最小化，最大限度减小不利影响与伤害。

思 考 题

1. 你对"护患冲突调适"是如何理解的？
2. 护理事故如何分类？
3. 试论述诱发护理纠纷的原因及预防护理纠纷的道德要求。
4. 简述在"举证责任倒置"下预防护理纠纷的伦理对策有哪些。

第十二章　护理道德评价、教育和修养

知识要点

1. 护理道德评价的含义、作用、标准、依据、方式。
2. 护理道德教育的含义、特点、过程、方法。
3. 护理道德修养的意义、途径、境界。

案例

　　患者李某，女，50岁，因卵巢囊肿到医院就医。她告诉接诊医生，一年前发病时她曾在乡医院用青霉素治疗过，有效，且无过敏反应。听其主诉，医生遂为其开出直接肌肉注射青霉素40万单位的处方。当病人把处方拿给护士小王要求为其注射时，小王注意到处方上没有皮试的字样，便向患者询问。患者说自己以前做过，不用再做了。看到医生都没要求做，护士小王遂直接为其肌肉注射。刚拔出针，患者便发生过敏性休克，抢救无效死亡。

　　请对护士小王的行为进行伦理评价。

　　护理道德评价、教育和修养是护理伦理活动的重要形式，是培养护理人员高尚的护理道德品质不可缺少的伦理实践活动，它对于树立良好的医德医风，促进社会主义精神文明建设具有十分重要的意义。三者之间既有区别，又存在内在的不可分割的联系，是护理伦理学的重要组成部分。

第一节　护理道德评价

一、护理道德评价的含义及作用

（一）护理道德评价的含义

　　护理道德评价是人们根据一定的护理道德标准，通过社会舆论、内心信念和传统习俗等方式表现出来对护理职业中的诸多现象所做出的善恶判断。护理道德评价是护理人员在职业实践中经常进行的一种重要的道德活动,一般分为他人评价和自我评价两大类。

他人评价,是指社会对医疗单位或护理人员的职业行为作出的是非、善恶的判断。他人评价一般通过社会舆论、传统习俗来完成,它既可以支持、赞扬和鼓励高尚的护理行为,促进良好道德品质的养成,也可以批评、谴责和制止不道德行为。

自我评价是指护理人员对自己的职业行为所作的道德评判。自我评价一般通过内心信念来实现。以内疚、自责等形式反省自己的不道德行为,对自己救死扶伤、帮助病人摆脱痛苦、重获健康的行为则感到心理上的愉快和满足。

(二)护理道德评价的作用

1. 对护理行为的善恶起是非裁决作用 护理道德评价可以依据护理道德标准,对护理行为进行正确评判,明确各种护理行为道德与不道德的界限。通过广泛的道德评价活动使护理人员进一步明确什么是善、恶,什么该做、不该做,进而从善避恶,维护道德原则和规范的权威。有利于护理人员对护理行为进行鉴别。

2. 对正确的护理行为起选择作用 在对护理行为进行鉴别的基础上,明确衡量善恶的标准,成为护理行为选择的依据,去衡量自己和品评别人。对真、善、美给予褒奖和赞扬,对假、丑、恶的行为给予谴责和鄙视,克服道德缺陷,选择正确的护理手段和道德行为,进而形成正确的护理道德观念。

3. 对良好护理道德品质的形成起促进作用 护理道德评价具有社会性、时效性和持久性,它贯穿于一切护理活动中,对良好的护理道德品质有塑造功能。由于护理人员内心信念的参与、自责、内省与外求,不断触及护理人员的思想,陶冶品行,使其道德情感发生质的飞跃,促进良好护理道德品质的形成。

4. 对护理人际关系起调节作用 在护理实践中,护患之间,医护之间,护理人员与社会之间,经常出现不协调现象,这多是不道德行为造成的。经常性的道德评价,能使护理人员的不道德行为受到谴责或自责,进而不断自我调整,减少、杜绝医疗差错和事故的发生,改善护理人际关系。

5. 对护理事业的发展起推动作用 随着科学的不断发展,医学新技术、新方法的广泛应用,与传统伦理道德的碰撞在护理实践中日益凸显,带来许多道德难题。通过护理道德评价,判断其道德价值,解决其中的道德矛盾,无疑对医学科学的进步和护理事业的发展起推动作用。

二、护理道德评价的标准和依据

(一)护理道德评价的标准

1. 有利于患者权益 护理人员的道德行为,不是主观任意、随心所欲的,必须以保障人民群众的身心健康为价值取向。在任何情况下,护理人员都要把病人的利益、人民的健康放在首位,作为护理行为的出发点,这是衡量护理人员的行为是否道德的重要标准,也是道德水平高低的主要标志。

2. 有利于护理事业发展和社会进步　护理人员肩负恢复健康、征服疾病、造福人类的重要使命。在此前提下，护理行为以及与传统观念冲突的新技术的推广要确有价值，符合国家、人民健康的需要，科研课题一定要有助于揭示护理科学的客观规律，促进护理事业发展和社会进步。

3. 有利于改善生存环境，保护人民健康　人类的健康长寿及优生优育与生存环境关系密切，净化环境，保护环境，减少污染，改善人类的生存环境，保护人民健康，做好预防保健工作，是护理人员义不容辞的责任，同危害人民健康的行为作斗争是护理人员的道德义务。

（二）护理道德评价的依据

1. 动机与效果　动机是指引人们行为趋向的、具有一定目的的主观愿望和意向，是激励行动的主要动力。效果是指人们按照一定的动机去行动所产生的结果。人们的行为都是在一定动机支配下进行的，并由此产生一定的效果。医学动机与效果有时是统一的，二者相互包含、相互渗透，有时是相对应、相矛盾的。在护理实践中，由于多种因素影响，动机和效果之间常出现四种情况：好的动机引出好的效果；坏的动机引出坏的效果；好的动机引出坏的效果；坏的动机引出好的效果。在进行护理道德评价时，前两种情况比较容易，后两种情况就比较困难。出于善的动机并达到好的效果的护理行为能得到护理道德好的评价，对出于善的动机但出现坏的效果的护理行为进行护理道德评价时，要具体分析坏的效果出现的原因，如果护理行为本身没有差错，则可以得到正面的护理道德评价。但对出于恶的动机的护理行为，无论结果如何，都不能得到正面的护理道德评价。所以，在进行评价时要以护理实践的全过程为依据，坚持动机与效果相统一，对护理行为进行全面而公正地评价。

知识链接

"黑衣天使"泰默

匈牙利一家医院的护士泰默，因喜欢黑色着装而被人称为"黑衣天使"。一段时间人们发现，在她值夜班时，病人死亡人数有所增加。死者都是年老体衰或患了癌症的病人。警方通过调查发现，她利用值夜班的机会，为病人注射药物，致使40多位病人死亡。在警方抓获她时，她申明这样做的动机是为了帮助那些年老和癌症病人摆脱痛苦，免受病痛折磨。她为自己辩解，她纯粹出于慈善的动机杀人。她使病人在本人和家人毫不知情的情况下突然死亡，结果是可怕的，伤害是永久不可挽回的。

2. 目的与手段　护理目的是护理人员在护理行为中所期望达到的目标，护理手段则是护理人员为达到某种目标所采取的方法和途径。在护理实践中，不能认为只要目的合乎道德，就可以不择手段；也不能认为手段合乎道德，就可以用来实现任何目的。不管是目的还是手段，任何一方面违背护理道德都会影响对该护理行为的整体道德评价。

护士的四大基本任务是：减轻痛苦、恢复健康、预防疾病和增进健康，这也是护理工作的目标。根据这个目标，护理人员选择的护理手段应该符合以下几个条件：

（1）**有效原则**　选择的护理手段应该是经过实践证明行之有效的。那些未经严格的临床实验证明为有效的手段都不能采用，应把护理实验研究与临床护理严格区别开来。

（2）**最佳原则**　选择的护理手段应该是效果最好、最为安全、痛苦最少、耗费最少的手段。

（3）**一致原则**　护理手段的选择应该与病情的发展程度相一致。

（4）**社会原则**　护理手段的选择应考虑到可能的社会后果。

三、护理道德评价的方式

（一）社会舆论

社会舆论是指公众对某种社会现象、事件或行为的看法和态度。在护理实践中，社会舆论是道德评价的一把尺子，如果护理人员的护理行为是高尚的，就会受到社会舆论的赞扬，反之，不良的护理行为则会受到舆论的谴责。众人的议论能够形成强大的舆论压力和精神力量，督促护理人员反省自己，约束自己的行为。

（二）传统习俗

传统习俗是指人们从历史上沿袭下来的一种稳定的、习以为常的行为倾向，是护理道德规范的重要补充。它用合俗与不合俗作为护理人员行为的准则，来评价他们的行为。积极的传统习俗对护理道德的形成具有促进作用，如"仁爱为怀"、"赤诚济世"、"一心扑救"、"普同一等"等。对那些消极、落后的习俗如"男尊女卑"、"三从四德"等必须坚决抵制。对传统习俗要具体分析，取其精华，弃其糟粕。

（三）内心信念

内心信念是指人们对某种观点、原则和理想等所形成的真挚信仰。对于护理人员来说是发自内心地对护理原则、规范的笃信。它以职业良心的形式进行评价，是道德评价的一种重要的方式。对合乎护理道德的行为感到心安理得，得到一种精神上的满足，形成一种信念和力量；反之，则受到良心的责备，促使自己作自我批评。内心信念在道德评价中起着自知、自尊、自戒和自我完善的重要作用，是护理人员进行自我调整的巨大精神力量。

第二节　护理道德教育

一、护理道德教育的含义和特点

（一）护理道德教育的含义

护理道德教育就是医疗卫生行业和医学院校依据护理道德的原则和规范，有计划、有组织地向护士及护理专业的学生传授护理道德方面的知识，施加系统的道德影响，使护理道德的原则和规范转化为护士内在的护理道德信念、护理道德品质和护理道德行为的道德活动。

护理道德教育的对象既包括工作在护理战线的护士，还包括医学院校的护理专业学生。

（二）护理道德教育的特点

1. 专业性和综合性　护理道德是调整护患关系的特殊道德规范，护理道德教育必须与护理专业紧密相连，体现专业的特性，并把它融于具体的护理实践中，去解决具体的护理伦理和社会问题。同时，护理道德教育深受社会诸多方面的影响和制约，还要把它纳入到一个完整的系统中综合进行，才可能取得良好的社会效果。

2. 同时性和层次性　同时性是指护理道德教育必须兼顾护理人员的道德认识、情感、意志、信念和行为习惯等诸要素综合培养，使受教育者的各种道德品质共同提高。层次性是指对不同层次的护理人员提出不同的教育要求，如护士的道德素养、受教育程度、道德境界不同，开展教育必须因人制宜，分层次地进行。

3. 长期性和渐进性　培养良好的护理道德品质，养成良好的道德行为和习惯，要灌输先进的道德意识，须长期、反复地引导、熏陶、教育，要终其一生，不可能一蹴而就。同时，要养成正确的道德行为，须由浅入深、循序渐进、逐步完善，不能操之过急。

4. 实践性和针对性　护理道德教育要坚持理论与实践、知与行的统一。在各种复杂的伦理实践情境中反复锻炼，才能提高判断、抉择的能力，对是非、善恶作出正确的判断，采取正确的行为。护理道德教育还要从各单位的实际情况出发，切实解决最突出的问题，以本单位最需要、最迫切、最能奏效的方面为突破口，有针对性地进行，使教育不断深入，才能取得很好的教育效果。

（三）护理道德教育的意义

1. 是培养合格护理人才的重要途径　一个合格的护理人员不仅要有扎实的护理理论、精湛的护理技术，还要有高尚的道德品质。只有具备高尚的道德品质，才能全心全意为人民服务，并且在技术上精益求精，不断提高。护理道德品质不是头脑中固有的，它是通过护理道德教育及个人的学习、修养自觉形成的。

2. 是护德护风建设和精神文明建设的重要环节　护理道德教育能使护理人员提高护理道德品质，激发护理道德情感，增强护理道德行为的自觉性，促进护理领域职业道德建设，进而促进全社会的精神文明建设。

3. 是促进卫生事业改革和护理科学发展的重要措施　卫生事业的改革伴随着护理道德观念的更新和发展。护理科学突破性的变革给护理工作带来了新的机遇、挑战和伦理难题。加强护理道德教育，正确认识整体护理模式中的新课题，全方位审视病人的健康利益，能不断提高护理科学发展水平，同时促进卫生事业改革。

二、护理道德教育的过程

1. 提高护理道德认识 护理道德认识是指护理人员对护理伦理理论、客观存在的护理伦理关系以及调节这种关系的护理伦理原则和规范的认识、理解和接受。认识是行动的先导，没有正确的护理道德认识就会是非不分，善恶不辨，无法形成良好的护理道德行为和习惯。有了正确的护理道德认识，才能明辨是非、分清善恶，正确地指导自己的护理实践，履行自己的道德义务。

2. 培养护理道德情感 护理道德情感是护理人员根据一定的伦理观念，在处理护理伦理关系、评价护理伦理行为时，所产生的同情或冷漠、爱慕或憎恨、喜好或厌恶等心理反应。情感是行为的内在动力，有什么样的情感，就有什么样的态度和什么样的行为。护理人员只有确立起对职业的荣誉感、社会的正义感等道德情感，才能以医学人道主义精神，出色完成本职工作。培养护理道德情感是护理道德教育的重要环节。

3. 锻炼护理道德意志 护理道德意志是护理人员选择伦理行为的决断能力以及履行道德义务、克服困难和阻力的毅力。在护理实践中，护理人员会遇到各种困难、阻力和挫折。意志是一种巨大的精神力量，是行为的杠杆，它能排除各种干扰和障碍，使护理人员始终不渝地坚守自己的信念和诺言，抵抗各种压力和诱惑，自觉履行职业所赋予的义务。

4. 坚定护理道德信念 护理道德信念是指护理人员对护理伦理原则、规范的正确性和正义性的信服，并坚定不移地奉为自己的行为准则的观念，是护理道德品质构成的核心要素，是道德认识转化为护理道德行为的强大动力。一旦确立了道德信念，就能在复杂变化的道德冲突中辨明是非、善恶，作出合理的行为抉择并加以执行。因此，启迪、培养、强化和巩固护理人员的道德信念，是护理道德教育必须着重抓住的关键环节。

5. 养成护理道德行为习惯 护理道德行为是指护理人员在一定的护理道德认识指导下，通过情感、意志、信念的支配与调节所采取的实际行动。护理道德习惯是指护理人员在护理工作中逐渐形成的，不需要任何意志约束和监督的、经常的、持续的、自然而然的行为。真正的护理道德行为不应只是能按一定的护理伦理原则和规范去行动，更重要的是将这种行动转化为自然而然的习惯，培养护理道德行为和习惯是护理道德教育的最终目标。

道德认识、道德情感、道德意志、道德信念、道德行为习惯是护理道德教育的五个基本环节，它们相互作用、相互促进。

三、护理道德教育的方法

1. 说服教育法 培养和塑造护理人员优良的道德品质，必须正面灌输系统的护理伦理学知识，讲清道理，疏通引导，以理服人，循循善诱，使受教育者从内心深处接受正确的知识和道理。具体方法包括课堂传授、专题报告、实例讨论、参观学习等方法。在教育中要注意解决实际思想问题，提高受教育者的认识和觉悟。

2. 榜样示范法　榜样具有很强的说服力、感染力和导向作用。教育者要运用人们对心中道德楷模的仰慕崇拜心理，选择古今中外，特别是近年来我们身边卫生战线典型模范人物的优秀事迹来教育、影响和感染护理人员，引起其共鸣，激其效仿。同时教育者也必须言传身教，以身作则，身为表率。

知识链接

2011年度"感动中国"十大人物吴孟超曾说："我是一名医生，更是一名战士，只要我活着一天，就要和肝癌战斗一天。如果有一天，我真的倒下，就让我倒在手术室里，那将是我一生最大的幸福。"颁奖词中这样评价吴孟超：手中一把刀，游刃肝胆，依然精准；心中一团火，守着誓言，从未熄灭。

3. 舆论扬抑法　社会舆论是一种巨大的精神力量，它对好人好事加以倡导、褒奖，对不正之风予以鞭笞、贬抑，扶正祛邪，创造一种好的氛围，使高尚的护理道德蔚然成风，促使受教育者控制和调节自己的行为，提高自己的道德义务感和责任感。

4. 管理强化法　护理伦理教育必须靠护理管理来强化。教育者要注意抓好护理管理及技术规范和规章制度的建设，加大有关法律、法规及管理制度的宣传教育力度，从而使护理人员增强法纪，杜绝差错、事故的发生，维护病人利益，全心全意为人民的身心健康服务。

第三节　护理道德修养

一、护理道德修养的含义和意义

（一）护理道德修养的含义

护理道德修养是指护理人员为培养护理道德品质所进行的自我教育、自我提高的行为过程，以及经过学习和实践的陶冶和磨砺所形成的道德情操和所达到的道德境界。

护理道德修养的内容主要是达到护理伦理原则、规范的要求，以及为达到此要求而提高护理道德认识、培养护理道德情感、锻炼护理道德意志、树立护理道德信念，养成良好的护理道德行为和习惯。它具有自觉性、艰巨性、实践性的特点。

护理道德修养的任务就是通过对护理原则、规范的认识和体验，使护理人员对护理道德的遵循具有高度的自觉性和坚定性。不论有无人监督，不论任何情况，都能使自己的行为合乎护理道德要求，都能全心全意为人民服务，不会有丝毫违背护理道德的行为。

（二）护理道德修养的意义

1. 有利于培养护理道德品质　全心全意为患者服务是护理人员的神圣职责，这种内心信念的形成，要靠护理人员的自我教育、自我锻炼、自我改造。护理人员只有加强护理道德修养，才能培养高尚的道德品质、强烈的事业心、责任感和使命感，才能圆满完成本职工作，提高护理质量，促进护理事业的发展。

2. 有利于提高护理伦理评价能力　护理道德评价的能力是护理道德修养的重要因素。护理道德修养就是通过自我评价的方式来实现的。对护理实践中的不道德行为作出正确判断，对传统与现代道德冲突中的矛盾作出正确决断，都会提高护理人员的道德评价和选择能力，进而提高护理道德修养，把护理人员推向更高的道德境界。

3. 有利于提高护理技术水平　护理道德修养高的护理人员，会竭尽全力钻研业务，苦练本领，不断学习新技术、新方法，不断进取，千方百计提高为患者服务的本领。反之，缺乏护理道德修养的人，就不会热爱本职工作，更不会钻研业务，不求进取，护理水平低，加之工作马虎，护理差错、事故频繁发生。

4. 有利于形成优良的护理道德作风，促进社会风气的好转　护理人员注重道德修养，人人以认真、热情、和蔼的态度对待患者，就会在护理队伍中形成良好的道德品质和风尚，改善整个护理界的道德作风。医院是社会的一个窗口，护理人员在工作中把这种高尚的道德传播给病人、辐射到社会，从而带动整个社会风气的好转，促进社会主义精神文明建设。

二、提高护理道德修养的途径

1. 坚持理论学习　科学文化知识和护理道德理论是进行修养的前提和方向。护理人员通过系统学习理论，对国内外优良的道德传统兼收并蓄，不断汲取新的护理伦理成果，把它们转化为个人的思想觉悟和品德，增强善恶、是非、荣辱观念，才能保证自己护理道德行为方向的正确性，学会做人。同时，护理人员还要学习科学文化知识，树立科学的世界观，掌握科学的方法论，学会做事。做人做事都按照护理道德原则和规范的要求去做，护理道德修养就会达到很高的水平。

2. 坚持护理实践　实践是塑造良好的道德品质和达到高层次道德境界的根本途径。只有积极投身于道德实践之中，才可能真正理解道德的内涵，培养发自内心的道德情感，形成坚定的道德意志和信念，养成相应的道德行为习惯。在实践中回忆和检查自己的言行，才能发现自己的道德缺陷并认清差距，加以弥补、纠正和消除，有的放矢地进行道德修养，提高自己的道德品质。

3. 坚持自觉修养　护理道德修养是进行人格的自我完善，关键在于护理人员的自觉性。自觉性是原动力，护理人员只有在护理实践中，勇于自我剖析，敢于自我批评，时常检点自己的言行，自觉地反省护理实践中两种道德观念的斗争，自觉抵制"金钱至上"、以权谋私的不正之风，自觉接受同行、群众和社会的监督，自觉地脚踏实地地锻炼、修养，崇高的护理道德境界才能形成。

4. 坚持持之以恒　良好护理道德品质的形成，绝非一朝一夕，是长期、艰巨的。护理道德修养贯穿于护理人员职业生活的始终，需要有恒心，坚持不懈、持之以恒。在工作实践中，遇到困难、挫折，不能绕道走，必须自觉磨炼出坚韧不拔的毅力。同时，随着护理事业的发展，护理道德的内容不断变化发展，护理人员的修养永无止境。一旦放弃修养，就会出现道德水平的滑坡或倒退，所以护理道德修养需有恒心。

5. 坚持达到"慎独"　所谓"慎独"，是指在个人独处、无人监督时，仍然坚持道德信念，自觉遵守道德原则，按道德规范行事。这是一种崇高的道德境界，也是对护理人员严峻的考验。在护理实践中，许多护理措施常在无人监督的情况下进行，故"慎独"对护理人员尤为重要。要达到"慎独"，要求护理人员首先提高认识，自觉进行修养，增强修养的主动性、自觉性、持久性、彻底性。其次，在工作繁忙、劳累时，打消侥幸、省事的念头，在错误的思想和行为刚冒头时予以制止，始终如一地坚定道德信念。

三、护理人员修养追求至善至美

（一）护理道德境界

护理道德境界是指护理人员的道德修养能力以及修养已经达到的程度和水平。护理道德水平从低级向高级发展，可分为以下三个层次：

1. 利己主义的道德境界　这种境界的护理人员在处理个人与他人、集体、社会的关系时把个人利益摆在首位，不钻研业务，责任心不强；更有甚者把护理职业当成谋取个人私利的工具，服务态度恶劣，向病人索拿卡要，事故频繁发生，工作渎职，社会影响极坏。这种境界是受社会舆论谴责的，是我们坚决反对的。

2. 先公后私的道德境界　这种境界的人，在处理个人、集体、社会三者利益时表现为先公后私、先人后己，以他人利益为重，关心病人利益、疾苦，工作认真负责，团结协作。这种道德境界有利于社会的发展，是护理人员必须具备的境界。只要努力进取，自觉修养、锻炼，可以达到更高的境界。

3. 大公无私的道德境界　这是护理人员最高的道德境界，是护理道德修养的发展方向。这种境界的护理人员能全心全意为人民健康服务，自觉地为护理事业献身，对工作极端负责，对病人极端热忱，为了病人的利益能够毫不犹豫地牺牲个人利益乃至生命。这种道德境界是先公后私的道德境界的升华，是我们要大力宣传、发扬的，是每位护理人员要努力追求、争取达到的最高道德境界。

> **知识链接**
>
> 孙思邈：凡大医治病，必当无欲无求，誓愿普救含灵之苦。不得瞻前顾后，自虑吉凶，护惜身命。昼夜、寒暑、饥渴、疲劳，一心赴救。

（二）护理人员修养达到至善至美的途径

护理人员的崇高理想目标是大公无私的道德境界，至善至美的道德品格。实现这一目标，护理人员必须从以下方面去努力：

1. 热爱自己的职业　护理工作是卫生保健事业的重要组成部分，它对于保护人民群众的身心健康和生命安全意义重大，是光荣而高尚的职业，护理人员因此被人们尊称为"白衣天使"。所以，护理人员一定要克服种种偏见，正确理解自己所从事职业的价值，热爱平凡而伟大的护理工作，牢固树立为护理事业献身的道德理想。

2. 为护理事业发展而奋斗　近年来，护理事业发展很快，尤其随着生物医学的进步、医学模式的转变以及人们对卫生保健需求的提高，护理工作已进入整体护理模式的全新阶段。这给护理工作带来了新的课题和任务。要求护理人员适应形势的变化，主动思考、刻苦钻研，以增进人类健康为己任，为发展护理事业而奋斗。

3. 全心全意为人民健康服务　无私奉献和全心全意为人民健康服务既是护理人员崇高道德境界的体现，也是其所要追求的崇高道德理想和奋斗目标。护理人员一定要树立"一切为了病人"的无私奉献信念，履行"增进健康、预防疾病、恢复健康、减轻痛苦"的护理职责，毫不利己，专门利人，勤勤恳恳、任劳任怨地做好本职工作，使自己的一切护理行为都以维护人民的健康利益为最高标准，达到护理人员至善至美的道德境界。

思　考　题

1. 简述护理道德评价的方式及作用。
2. 护理道德教育的过程是怎样的？
3. 试论护理道德修养的途径。
4. 试析护理人员修养的最高目标——至善至美。
5. 某医院妇产科婴儿室，一护士因忙于给婴儿抚触，委托本院护工代为从营养室取来牛奶，煮沸后加一杯水稀释。护工取来牛奶后加热，炉边恰好有一个1000CC的量杯，里面盛着无色透明的消毒液，杯外贴着标签。护工粗心大意，以为这个杯里盛的是清水，便随手把这杯消毒液倒入锅中。下午给婴儿喂奶。晚10时左右，护士在巡视过程中发现有多名婴儿出现皮肤青紫，当即找来儿科大夫，因抢救及时，这些婴儿脱险。

请问对该护士及护工的行为如何作出道德评价？

6. 手术室护士李某，当班的最后一台手术是外科开腹手术。按照常规要求，在开腹前和关腹前后都要清点所有的手术器械和纱布、敷料，三次清点的数目应吻合。手术结束后她清点后发现少了一块纱布。这时，患者还在手术台上，她赶紧向医生说明情况。大家把手术台上下全部查找也没有找到。小李甚至将污物桶里的东西一件一件地拣出来，也没有任何发现。医生们认为已经清点过，没有必要再找了。小李认定纱布是在缝合筋膜前后止血的过程中不见的，可能还在患者伤口里，找不到就不可以让患者离开手术室。在她的一再坚持下，医生们和她再次洗手、铺单，打开了患者已经缝合的伤口，最终在伤口的一角找到了已经挤压成一个小球的纱布。小李感到如释重负。

请对李护士的行为进行伦理评价。

主要参考书目

1. 何宪平．护理伦理学．第 2 版．北京：高等教育出版社，2007
2. 姜小鹰．护理伦理学．北京：人民卫生出版社，2011
3. 刘俊荣．护理伦理学实用教程．北京：人民卫生出版社，2010
4. 秦敬民．护理伦理学要点提示与习题．北京：人民军医出版社，2007
5. 田荣云．医学伦理学．北京：人民卫生出版社，2005
6. 丛亚丽．护理伦理学．北京：北京大学医学出版社，2009
7. 张金钟，王晓燕．医学伦理学．北京：北京医科大学出版社，2010
8. 张晨．护理伦理学教程．上海：第二军医大学出版社，2002
9. 吴晓露，谷道宗，王光荣．医学伦理学．济南：山东人民出版社，2009
10. 樊民胜，张金钟．医学伦理学．北京：中国中医药出版社，2009
11. 李永生，付元秀．医学伦理学．郑州：郑州大学出版社，2007
12. 孙慕义，张慰丰．护理伦理学．第 2 版．北京：高等教育出版社，2004
13. 曾繁荣．医学伦理学．第 2 版．北京：人民卫生出版社，2008
14. H·T 恩格尔哈特，范端平译．生命伦理学基础．北京：北京大学出版社，2006
15. 王卫红．护理伦理学．北京：清华大学出版社，2006
16. 孙元儒．护理伦理学．北京：人民军医出版社，2010
17. 姜小鹰．护理伦理学．北京：人民卫生出版社，2012